Den enkla vägen till <u>hållbar</u> livsstilsförändring

Ett hjälpmedel för alla som vill hjälpa sig själv
och andra till bättre hälsa och mindre stress.

Innehåll Sida

Introduktion. 2

I teori

Vilka är vi? - En kort bakgrund om människan. 4

Kampen mellan förnuft och känslor - Varför det är svårt att förändra. 5

Den treeniga hjärnan - Reptil, däggdjur, klok apa och hur de styr oss. 8

Stress och stressresponsen - Vad det är, hur vi påverkas och hur vi hanterar det. 12

Vart har vi varit? - Människans livsstil under åren och vad vi har lärt oss. 20

Att förändra vanor - Mekanism för förändring och hur man lyckas med det. 25

Motivation och hur man hittar det - Grundförutsättningar och processer. 30

De olika stegen i förändringsprocessen och hur man bemöter dem. 34

* *Förnekelse, Begrundande, Förberedelse, Handling, Aktivitet.*

Motiverande samtal. 40

I praktiken

Första kontakten 46

* Bemötande - Hur man pratar kring ämnet hälsa.

* Bedöma - Vilken förändringsfas man är i.

* Behov - Vad behöver ändras, vilka behov styr beteendet.

* Beredskap - Hur beredda är alla inblandade att påbörja resan.

* Begränsningar – Hos individen, verksamhet och allt emellan.

Förberedelser   51

- Mål - Hur man sätter dem och anpassar efter förmågan att nå dem.

- Delmål - Små steg år rätt håll.

- Resurser - Individens, dina, verksamhetens och annat stöd.

- Krishantering - Hur man minskar risken för att ge upp.

- Plan – Hur man skriver en plan som är SMART.

Resan   54

- Fysisk aktivitet - Hur man gör och anpassar efter förmåga.

- Ätande - Det viktiga att tänka på kring ätande och vikt.

- Socialt stöd – Vikten av andras hjälp på resan

Ankomsten   69

- Utvärdera - Har målen uppnåtts?

- Stödja - Fortsatt stöd med de nya vanorna.

- Anpassa – Så gott som möjligt miljön för att främja den nya livsstilen.

- Nya mål – Om det är aktuellt och realistiskt.

Introduktion

"Inget förändras om inget förändras" och "om du fortsätter att göra det du alltid har gjort fortsätter du att få det du alltid har fått".

Efter att ha arbetat med friskvård och hälsa i över tjugo år, både här och i England, har jag kommit i kontakt med många typer av människor och de flesta typer av livsstilsval som har påverkat deras hälsa.

Som massageterapeut, personlig tränare, idrottsterapeut, livsstilscoach och stress-hanteringskonsult täcker jag in de flesta områden som människor söker hjälp inom. Vissa vill gå ner i vikt, andra vill gå upp. Det finns de som vill bli starkare, snabbare eller mer flexibla. Somliga har ont någonstans medan andra behöver hjälp med motivation eller stresshantering. De flesta vill dock vara så friska som möjligt så länge som möjligt utan att anstränga sig för mycket. Det är det som är den stora frågan. Hur gör man?

Det var under mitt tidigare uppdrag som hälsoutbildare i Västerbotten som jag kände att det fanns ett behov av en friskvårdsbok. Jag har kört runt i hela länet för att utbilda personal som arbetar med människor med psykiska funktionsnedsättningar. Den gruppen är drabbade av fysisk ohälsa i högre grad än andra. De drabbas oftare av typ 2 diabetes, metabolt syndrom, hjärt - och kärlsjukdomar och mycket annat som kopplas till hur vi lever och behandlar sin kropp. Problemen är lika för oss alla när det gäller den fysiska kroppen, men hos denna grupp är utgångsläget svårare på grund av en mängd faktorer, till exempel biverkningar av medicinering.
Ett problem med utbildning är tid. Det finns helt enkelt för lite av den.
Det finns så mycket information att erbjuda kring ämnet "friskvård och hälsa" att det blir svårt, om inte omöjligt, att komma ihåg allt vad utbildaren säger. Det blir inte enklare av att sitta stilla i en trång lokal med dålig ventilation med andra människor i flera timmar, speciellt om man just har ätit lunch, eller vill gå och äta lunch. Innehållet i en föreläsning ska delvis vara det publiken redan kan blandat med ny information. På det sättet läggs det nya till minnet och det blir inte för mycket för hjärnan.
Folk tar in information på olika sätt också. Vissa måste höra, eller göra med kroppen för att lära sig. Andra tar in information genom att se bilder eller läsa text.

Denna bok har både text och bilder och för att rikta sig till så många som möjligt. Ett bra sätt är att läsa några stycken, studera bilderna, rita egna, kanske ta en promenad för att tänka på det nyss lästa och försöka koppla det till det redan inlärda. Jag hoppas på det här sättet kunna bidra med nyttig och bra information som vägledning till ett hälsosammare liv.

Detta hjälpmedel är riktat till personer som i sitt arbete försöker hjälpa andra människor till ett bättre, mer hälsosamt sätt att leva samt presenteras på en personlig nivå för att förstå hur man själv kan bygga upp bättre levnadsvanor.

Den här friskvårdsboken skrivs för att den behövs. Under några år har jag arbetat med människor med psykisk funktionsnedsättning och den personal inom kommun och landsting som arbetar med dem. Syftet har varit att försöka förbättra den fysiska hälsan hos personer med psykisk funktionsnedsättning genom att bland annat utbilda personal i hälsa och livsstil. Redan från början märkte vi att det finns en brist på litteratur samt erfarenhet när det gäller att arbeta med friskvård med just denna grupp. Gruppen har bland den sämsta fysiska hälsan i samhället och ligger högt i statistiken av dem som dör i förtid på grund av en livsstilsrelaterad sjukdom. Ett av problemen är att fokus ligger på deras psykiska problem medan det fysiska ses som sekundärt. Medicinering, stillasittande, låg motivation, begränsade resurser och många andra faktorer leder till att denna grupp har svårt att ändra på sin situation. Vi har arbetat i över fyra år för att hjälpa dessa människor och har under den tiden samlat erfarenhet och kunskap som har visat sig vara effektiv och enkel.

Materialet är uppdelat i två delar - teori och praktik. Syftet med det är att göra det enklare att komma i gång och arbeta med personen utan att behöva bläddra genom massa textsidor för att hitta det man vill göra i praktiken. För att bättre kunna förstå tankarna bakom den praktiska biten är det bäst att man läser igenom teoridelen, men det är absolut inget krav, man blir hänvisad till den relevanta sidan om det behövs.

Vilka är vi?

"Människor är byggda för att leva i en helt annan miljö, anpassad och skräddarsydd för jägare eller samlare. Det är det som är grunden till vårt problem."

Som med alla resor måste man börja från början. Fordonet på denna resa är kroppen. Människokroppen är fantastisk med 206 ben, varav 106 finns i händer och fötter. På dessa ben finns över 600 muskler fästade som drar ihop sig för att ge stabilitet och rörelse. Signaler skickas runt på över sju mil av nerver, blodet pumpas runt av hjärtat med över 100 000 slag per dag kring mer än 96 000 km av blodkärl, vilket är mer än två gånger runt jorden. Det är otroligt att den fortsätter fungera livet ut, trots att många av oss inte tar hand om den lika väl som vi borde.

Det som också är underbart är kroppens förmåga att anpassa sig efter kraven som ställs på den, till exempel temperaturförändringar.

Om man åker till ett varmare eller kallare land krävs det bara några veckor, ibland bara några dagar för kroppen att vänja sig. När människor som är vana att leva vid havsnivå åker till höga berg får de mindre syre på grund av lägre lufttryck, men kroppen anpassar sig efter de nya kraven genom att bland annat tillverka fler röda blodkroppar som bär syre. Så fungerar det med fysisk aktivitet också.

Om du visar kroppen att det finns ett ökat behov av styrka och kondition genom att utmana den, är det bara en tidsfråga innan kroppen har anpassat sig genom att bygga upp musklerna eller andra viktiga delar. Problemet är att det fungerar tvärt om också. När kraven minskar anpassar sig kroppen efter de nya lägre kraven genom att ta bort onödig muskelmassa eller benvävnad. På engelska säger man "use it or lose it".

En viktig sak att förstå är att kroppen är byggd och "programmerad" för att arbeta på det mest energieffektiva sätt som möjligt. Att spara energi ligger djupt i vår uppbyggnad, både fysiskt och psykiskt. Som de flesta varelser på jorden har vi grundinställningar som styr och driver oss på olika sätt i vissa situationer. Två av de starkaste, som vi delar med de flesta andra djur, är överlevnad och fortplantning. Det kan sägas vara samma sak, eftersom vi överlever genom våra gener och genom att det är själva överlevnadsinstinkten som driver oss till att vilja fortplanta oss. Det är viktigt att förstå hur vi är styrda för att vi ska kunna genomföra en förändring.

Kampen mellan förnuft och känsla

"Varför är det så svårt att göra det som jag vet är bra för mig, och lätt att göra det som inte är det?" Svar: - För att det sällan är ditt förnuft som bestämmer, utan oftast är det dina känslor.

Det finns mycket forskning kring människor och våra drivkrafter, och en sak är säker, vi har alla en behovshierarki, dvs en intern prioriteringslista som dirigerar din kropp och tankar. Ofta är det beskrivet i form av en pyramid eller trappa. Det behöver inte vara exakt likadant för alla, men att veta att behovshierarkin finns är det första steget till förändring. Så här ser den ut i pyramidform, uppkallad efter psykologen som kom på den, Abraham Maslow.

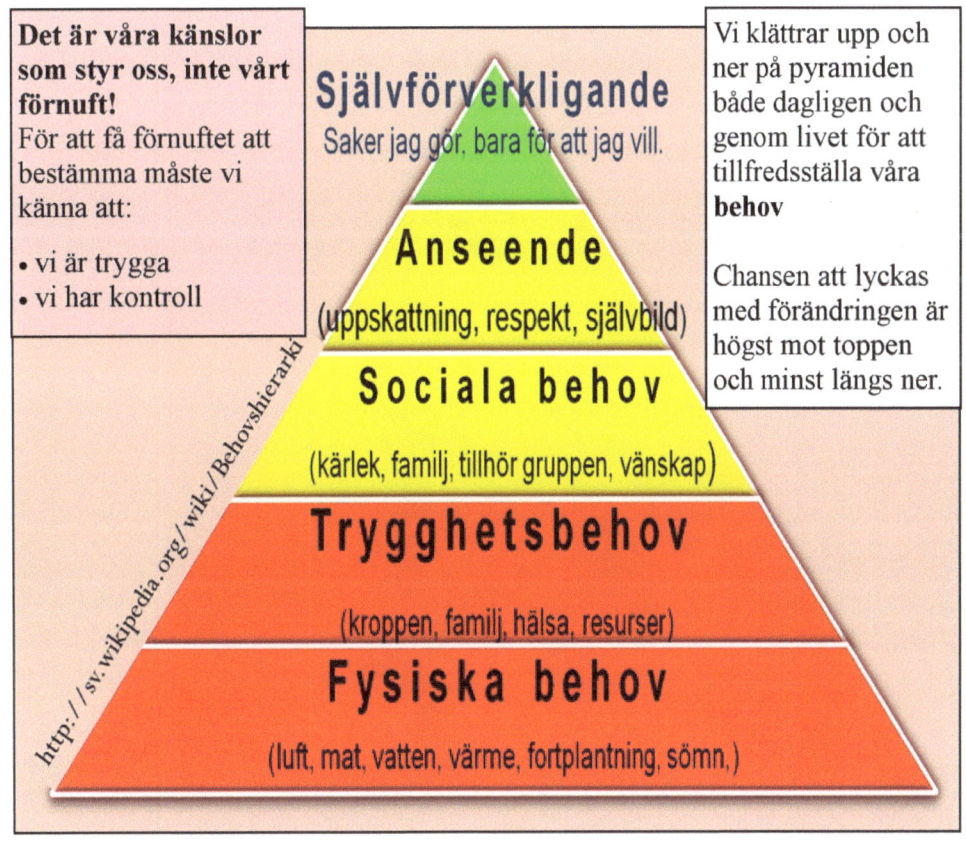

Det är våra känslor som styr oss, inte vårt förnuft!
För att få förnuftet att bestämma måste vi känna att:

- vi är trygga
- vi har kontroll

Självförverkligande
Saker jag gör, bara för att jag vill.

Anseende
(uppskattning, respekt, självbild)

Sociala behov
(kärlek, familj, tillhör gruppen, vänskap)

Trygghetsbehov
(kroppen, familj, hälsa, resurser)

Fysiska behov
(luft, mat, vatten, värme, fortplantning, sömn,)

http://sv.wikipedia.org/wiki/Behovshierarki

Vi klättrar upp och ner på pyramiden både dagligen och genom livet för att tillfredsställa våra **behov**

Chansen att lyckas med förändringen är högst mot toppen och minst längs ner.

Ett exempel: "Du har uppfyllt alla behov i de nedersta delarna, du sitter och jobbar och lunchen närmar sig. Du blir hungrig, men vill först göra färdigt det du jobbar med innan du går och äter. Det tar längre tid än förväntat och signaler skickas från kroppen upp till din hjärna för att berätta att det är dags att äta. I början är det upplevda behovet att göra färdigt arbetet starkt nog för att göra det möjligt för dig att stå emot hungern.

Du kanske bestämde tidigare att du skulle äta något nyttigt till lunch, men ju längre du väntar desto starkare blir hungern och då börjar du klättra ner i pyramiden. Att äta är ett måste för överlevnad och det tillhör de fysiska behoven längst ner tillsammans med luft, sömn, vatten och värme. Utan bara ett av dessa behov dör vi. Att göra färdigt ditt arbete tillhör en av de delar som är längst upp och har med din sociala status eller din intellektuella stimulans att göra.

Din kropp har en inbyggd programmering för att skydda din överlevnad över allt annat och till slut måste du äta. Problemet är att du nu har klättrat för långt ner i pyramiden genom att vänta för länge så att du nu är väldigt hungrig. Du hamnar på den lägsta nivån där bara de behoven kopplade till överlevnad gäller. Det betyder att beslutet att äta nyttigt, vilket tillhör en av de högre delarna, är mindre viktigt nu. Du är beredd att äta nästan vad som helst.
När du har ätit klättrar du upp igen och det nyttiga ätandet blir viktigt igen, vilket betyder att många personer mår dåligt och känner sig misslyckade när detta beteende upprepas".

Vi klättrar upp och ner för denna pyramid flera gånger dagligen. Det är svårt att fokusera på jobbet efter en sömnlös natt eller att prata länge med någon när man står ute i snön och fryser vid trettio minus. Det enda man vill är att sova eller att komma in i värmen. Klättringen i pyramiden går ännu fortare om man är under extrem stress och då sker klättringen neråt väldigt snabbt och är ofta kopplad till en panikkänsla och överlevnadsinstinkten.

Ovanför de fysiska behoven ligger vårt behov av trygghet. Det behovet tillhör också vår överlevnad, men blir oviktigt när de fysiska drivkrafterna är tillräckligt starka. Då kan man utsätta sig själv för fara för att få äta, dricka eller värma sig.

Fortplantningen ligger också längst ner i pyramiden. De flesta av oss skulle kasta oss framför en buss för att rädda våra barn, våra gener. Vi blir mindre mänskliga och mer djurlika ju längre ner i pyramiden vi kommer. Längre upp mot toppen hör vi förnuftets röst tydligt och känslans röst är ganska lugn. Men på vägen ner skriker känslans röst högre och högre, till slut är det bara den som hörs. Förnuftets röst tar hand om den övre delen i pyramiden och känslans röst tar hand om den nedre delen.

Pyramiden hjälper oss att förstå varför vi tar olika beslut beroende på vilket behov vi försöker tillfredsställa. Denna modell ingår i grundkunskapen för många som arbetar inom säljbranschen och med marknadsföring. Faktum är att de använder denna kunskap för att manipulera oss. För att förstå varför förnuftet är så tystlåtet och känslorna så högljudda är det bra att ha lite kunskap om hur hjärnan fungerar.

Den treeniga hjärnan

Hjärnan har blivit kallad treenig för att man kan urskilja tre olika områden som i vår evolution har utvecklats efter varandra med många års mellanrum. Detta är en mycket förenklad modell av hjärnan, som är ett mycket mer komplicerat organ än så och har fortfarande många gåtor för oss att lösa. Forskning pågår kring hjärnans evolution och struktur, men i vårt arbete med friskvård och livsstilsförändring kan denna modell med den treeniga hjärnan fortfarande hjälpa oss att förstå vissa beteenden när det gäller livsstilsvanor.

Tre områden formar en människohjärna. De kommunicerar med varandra hela tiden och är som en enhet men vi kan använda denna modell för att urskilja tre olika typer av beteenden. Det som är mer instinktivt och basalt, det som är mer komplicerat känslomässigt, och det som gör att vi agerar mer utifrån logik och förnuft än känslor.

Det första sättet att agera tillskrivs ofta det som kallas för "reptilhjärnan". Den kallas så för att den liknar en reptilhjärna och jobbar med våra mest basala funktioner. De flesta varelser på jorden, de som inte har utvecklat högre hjärnfunktioner, drivs enbart av denna del. Den är ägnad till fysisk överlevnad, inte mycket mer. Fortplantning samt sökandet efter trygghet och föda är allt som behövs för dessa djur. Reptilhjärnan, eller detta tankesätt, jobbar med det som finns på de två nedersta delarna i pyramiden.

Det andra sättet att agera styrs av de behoven och beteenden som har en mer känslomässig motivering och tillskrivs en slags "däggdjurshjärna". Med den delen kan vi säga att vi agerar utifrån mer komplicerade känslor än djuren som har mer basala behov. Det tar cirka 20 år för ett människobarn att utvecklas biologiskt. För att vi ska vilja och kunna ta hand om dem har komplicerade känslor och beteenden utvecklats för att öka chansen till överlevnad, känslor som kärlek och tillhörighet. Däggdjur vill bilda grupper för att öka sitt skydd och de vill att andra ska vilja ha dem i gruppen.

Den delen är också väldigt gammal och har en stark kontroll över vår motivation. Där har vi innehållet av de två delarna i pyramiden som omfattar de sociala behoven. Om vi upptäcker ett hot till de behov på pyramiden som sköts av våra mer basala delar så klättrar vi ner på den tills de behoven är tillfredsställda, då blir behoven direkt ovanför på pyramiden viktiga igen. Dessa två delar har vi gemensamt med många andra djur på jorden och hur vi agerar eller reagerar beror mycket på hur långt ner på pyramiden vi klättrar. I dessa två delar finns det som kallas för vår stressrespons, en kraftigt hormonstyrd mekanism som ska hjälpa oss att överleva.

Ju längre ner på pyramiden vi klättrar desto större är känslan av ett hot mot vår fysiska överlevnad, vilket i sin tur betyder att vi kommer längre ifrån förnuftet och agerar med mer basala instinkter. Det är då hunden bits för att försvara sig, igelkotten rullar ihop sig för att spela död och människan gör saker de ångrar när förnuftet är återställt, till exempel i samband med alkoholbruk.

Den tredje och nyaste delen av hjärnan kallas för Neocortex och är den yttersta delen av hjärnbarken. Här finns de högre tankarna, som logik och abstrakt tänkande. Den finns bara hos däggdjur och är den största delen av människohjärnans vikt. Problemet är att den utvecklingen har skett under en kortare tid och är inte lika kopplad till vår fysiska överlevnad som de andra två. Här sitter bland annat våra filosofiska tankar, kreativiteten och moralen - det som gör oss till människor.

Det är dessa behov som pyramidens spets är fylld med. Det är här man förstår att nyttig mat är bra för hälsan. Här vet man att motion är något nödvändigt, att man borde gå ner eller upp i vikt, spara pengar, utmana sig själv o s v.

Men det är inte den här delen som får bestämma. Det är som med en regering. Människor kan komma med förslag på hur landet kan bli bättre, sedan måste förslaget gå igenom flera instanser, debatteras och provas innan det godkänns. Som i de flesta regeringar finns en statsminister med en krets av rådgivare som har den högsta makten och som kan ta det slutliga beslutet. Om din kropp hade en regering skulle de kloka tankarna med minst makt sitta ute i din Neocortex medan de andra är utspridda bland de andra två. Nere i din mest basala reptilhjärna skulle din egen personliga statsminister sitta med sin hand över "panikknappen". Oavsett hur bra förslaget är så kastas det på skroten om statsministern inte är nöjd eller om dina mer basala behov inte är uppfyllda.

I våra kroppar finns ett genialt system för att hjälpa oss att uppfylla dessa mer basala behov, en stark och komplicerad programvara som styrs av hormoner som vi kallar för vår stressrespons. På engelska säger man "fight, flight, freeze". Vissa av våra känslor har grundats där, de känslor som kan vara hjälpsamma i utförandet av reptilhjärnans uppgifter. *Rädsla* för att förstå att hotet finns, *ilska* för att bli starkare i kampen, *panik* för att vilja fly eller spela död, och *förnöjsamhet* för att känna lugnet eller frånvaro av hot. Våra mer djurlika instinkter har utvecklats under miljontals år. De är starka och när de blir utmanade eller stimulerade kan de ta kontroll över alla våra tankar. De flesta vet hur svårt det är att fokusera vid stress, hunger, kyla eller trötthet.

Det här är kampen mellan förnuft och känsla, ängeln och djävulen som sitter på var sin axel och bråkar med din medvetenhet inför olika beslut. Om man köper ett dyrt årskort på ett gym för att man tror att man kommer att träna för att man har lagt ut pengar men känner sig otrygg i lokalen är det ändå bara en tidsfråga innan man hittar alla möjliga ursäkter för att sluta. För att lyckas med förändring måste man förstå sina behov och vilken makt de har över valen i livet. Det är viktigt att bekanta sig med den egna hierarkin och förstå de mer basala behoven som man själv har. Man vill inte höra sin statsminister skrika i panik varenda gång man försöker göra något nytt, utan lära sig att känna igen tecknen på nedklättring och vilka behov det är som orsakar det. Då kan vi prata om livsstilsförändring. Byggstenarna till livsstilen är vanorna, och det är vanorna som måste förändras. Det kanske inte är så enkelt, men det är definitivt möjligt! Då måste vi bättre förstå vad stress är och hur vi styrs av det.

Stress och stressresponsen

De flesta sjukskrivningar och förlorade arbetsdagar i västvärlden beror på stressrelaterade sjukdomar. I Sverige är de två vanligaste anledningarna till sjukskrivning depression och stress. På tredje plats ligger ryggont, vilket är starkt kopplat till stress. Problemet är att vi lever i ett prestationssamhälle där många har svårt att acceptera att stress är något man kan vara sjuk i.

Det finns också många myter kring stress och mycket som misstolkas och många missförstånd. Som vi redan har nämnt finns det en kraftigt hormonstyrd programvara i kroppen för att hjälpa dig att överleva farliga situationer. En programvara som, i sin fulla makt, kan ta kontroll över alla tankar och påverka beteendet rejält. Detta system är där för att förbereda din kropp för en akut fysisk reaktion på ett akut fysiskt hot mot din överlevnad. Inte tvärt om, alltså en kronisk psykisk reaktion mot ett kronisk psykisk hot som det nästan har blivit. Människor är inte utrustade för att möta ett möjligt hot i framtiden. Vi reagerar på ett hot som vi upplever akut. Det är därför det är svårt att få folk att ta klimatförändring eller överkonsumtion på allvar. Det är för långt borta för att oroa sig över. Vi väntar tills oljan är slut, maten inte räcker till och vi hamnar i en ny istid innan vi observerar stressresponsens makt. Först då kommer folk att undra varför vi inte gjorde något tidigare. Förnuftet säger att vi ska göra något nu innan det är för sent, men vi vet hur den historien slutar. De flesta måste först bli sjuka innan de börjar ta hand om sig själva. Hotet måste vara rakt framför ansiktet och verkligt, inte bara en "möjlig" risk i framtiden för att sätta igång stressresponsen. Detta ämne är stort, men vi begränsar oss till grunderna.

Stress

Stress är ett ord för belastning. Nästan allt vi använder i vårt dagliga liv kan gå sönder, från koppar och möbler till hus och broar. Inte så farligt om en kopp går sönder, men om en bro eller byggnad gör det kan det kosta tusentals liv. Hur vet ingenjörer att deras konstruktioner inte ska kollapsa när de är färdigbyggda? Det är därför varje del i bygget måste testas för att se vid vilken belastning de brister. Skyltar vid broar där det står "max 5 ton" betyder att materialet har testats och att risken för kollaps ökar efter fem ton. Allt från el- och telefonnät till datorer och banksystem har stresstestats för att kunna undvika kollaps. Den enda komponent i det stora maskineriet som aldrig har testats är människan!

Rent praktiskt, och definitivt etiskt, kan vi inte testa varenda människa till bristningsgränsen bara för att veta hur mycket han eller hon kan hantera. Om man ska försöka fixa något som redan har gått sönder blir det ofta inte lika bra som innan. Så är det med människor. Det är bra om vi kan förutse var gränsen går och göra allt vi kan för att inte komma dit. Det gör vi med hjälp av kunskap och kroppsliga tecken. Det flesta har hört folk säga "man ska lyssna på sin kropp", och det ska man. Byggnader och broar kollapsar sällan direkt, utan de visar svaghetstecken först. Vi har våra egna tecken, men innan vi tacklar det ska vi fördjupa oss lite mer i vad som betraktas som stress.

Det finns tre olika typer av belastningar som stressar våra kroppar, och det är: fysisk stress, kemisk stress och psykisk stress.

Fysisk stress
Kan vara att bära något tungt, ansträngning, svält, uttorkning, trötthet, muskelsmärta, skada eller annat som betyder att kroppen har nedsatt fysisk prestation eller sjukdom.

Kemisk stress
Kan vara droger, alkohol, gift, medicin eller andra ämnen som sätter kroppens olika system under press.

Psykisk stress
Kan vara belastning på de mentala funktionerna som leder till nedsatt prestation, ökad oro, irritabilitet, minnesproblem och koncentrationssvårigheter.

Det är viktigt att förstå att dessa tre former av stress belastar människan till bristningsgränsen, och att se kroppen som en helhet. Det som påverkar ett system påverkar alla. När en person som redan är belastad mentalt till exempel börjar ta medicin för sömnproblem ökar totalbelastningen, ofta omedvetet. Människor ökar ofta på en belastning för att minska på en annan, till exempel så ökar den kemiska stressen med sömntabletter när den fysiska stressen minskar med bättre sömn. Ett annat exempel är att man använder alkohol för att minska oro. Den totala belastningen förändras inte så mycket, utan bara det system som belastas. Det är totalbelastningen som räknas.

Det pratas mycket om begreppet "gå in i väggen", så mycket att folk tar det mindre på allvar. Men det är på väg att bli en epidemi i samhället. Människor har svårt att bemöta hot som inte är framför dem, eftersom risken bedöms som liten på avstånd. Det är därför många börjar ändra sina levnadsvanor först efter att de har insjuknat, när risken har blivit verklighet. Så vi väntar tills samhället har blivit överbelastat och individer drabbas personligen innan vi tar tag i problemen. Eller så kan vi använda vårt förnuft, öppna ögonen, lita på vetenskap och fakta för att förstå problemen och lära oss att lösa dem.

Kroppen är byggd för att kunna reparera sig själv. Den tar in mat, luft och vatten för att bygga nya molekyler vid behov som sedan transporteras dit de behövs. Det fungerar bäst när kroppens nedbrytande är mindre än dess uppbyggande, då hinner kroppen fixa det mesta med tid och resurser över. Men ibland går nedbrytningen lika snabbt som kroppen kan fixa det och då blir det ingen förbättring. Ibland kan nedbrytningen gå fortare än kroppens förmåga att reparera och då blir man sjuk. Det tillståndet kan kroppen stå ut med under en kort period för att sedan, när belastningen på kroppens olika system minskas, hinna ikapp. Det är under denna period man ser och känner fysiska och psykiska tecken på överbelastning. Man får huvudvärk, sömnsvårigheter, förkylningar, muskelsmärtor och andra fysiska och psykiska symptom som ofta kallas för stressyndrom. Om man inte tar dessa signaler på allvar riskerar man att förstöra kroppens förmåga att reparera sig själv och plötsligt, som om man gick in i en vägg, stängs kroppen av, utmattad. Om man hamnar här är det svårt att slå på den igen. Det krävs tid, tålamod och förståelse.

När vi ska ändra våra vanor är det viktigt att förstå att själva motorn som driver denna process är vår stressrespons och vårt belöningssystem. Vår motivation till att agera byggs på om vi *vill* göra eller *måste* göra något, och det är enklare att göra något för att man vill. Ett av missförstånden kring stressrespons är att det är antingen av eller på, men så är det inte. Det finns två faser som man ofta nämner när man pratar om stressresponsen, nämligen kamp-flykt, att man slåss eller springer iväg beroende på din förmåga att hantera faran. Det finns en tredje fas också, en som kommer efter flykt och inträffar när en varelse upplever att faran är för stor för att slåss emot eller fly ifrån. Det är här man känner den största rädslan och är ofta så gripen av panik att man blir helt paralyserad. Man kan gå gradvis genom dessa faser sakta eller mycket fort beroende på situation och hur man upplever sin förmåga att hantera det. När man tänker på stressresponsen och dess tre faser, är det mer som en vattenkran än som en strömbrytare. Stressresponsen är inte antingen på eller av, utan mer som en gradvis ökning eller minskning som vattenflödet när man skruvar på eller av en vattenkran.

> För att lyckas, måste Du känna:
>
> **Självförtroende**
> "det här klarar jag av, jag känner mig laddad."
>
> **Resurserna räcker**
> "jag har tid, hjälp och kunskap osv."
>
> **Du har kontroll**
> "jag har makten att bestämma."
>
> Känner du inte detta är belastningen för hög och du måste skruva på en kran för att hålla stimulansen på rätt nivå.

Belastning och resurser

Det är detta som bestämmer hur "stresskranen" används, om det bara droppar eller forsar ut.

Visualisera en hink som vi kan kalla "stresshinken". I denna hink finns vatten som vi kan föreställa oss är din stressnivå. Om hinken är full då är stimulansnivån för hög och därmed också stressen. Om stimulansen är låg känner man sig lugn, avslappnad och ibland uttråkad.

Man kan reglera vattennivån i hinken genom att kontrollera flödet in och ut med två kranar, en som fyller på överifrån och en längst ner som tömmer ut. Om man sen kallar den översta kranen som fyller på vatten för din "belastning", kranen som släpper ut vatten för dina "resurser" och vattnet i hinken för din "stimulans" får man en bild av hur det fungerar. Om för lite vatten i hinken är understimulans då vill man kanske fylla på lite för att få igång stressresponsen och känna spänning eller utmaning. Om hinken däremot fylls på fortare än man kan släppa ut blir det mer stress än resurserna kan hantera och då hamnar man i det som ofta kallas negativ stress. Så länge man själv har kontroll över dessa kranar kan man hålla vattnet precis där man vill ha det, men om man tappar kontrollen börjar man må dåligt och känner stress. Man vill känna stimulans, men inte panik.

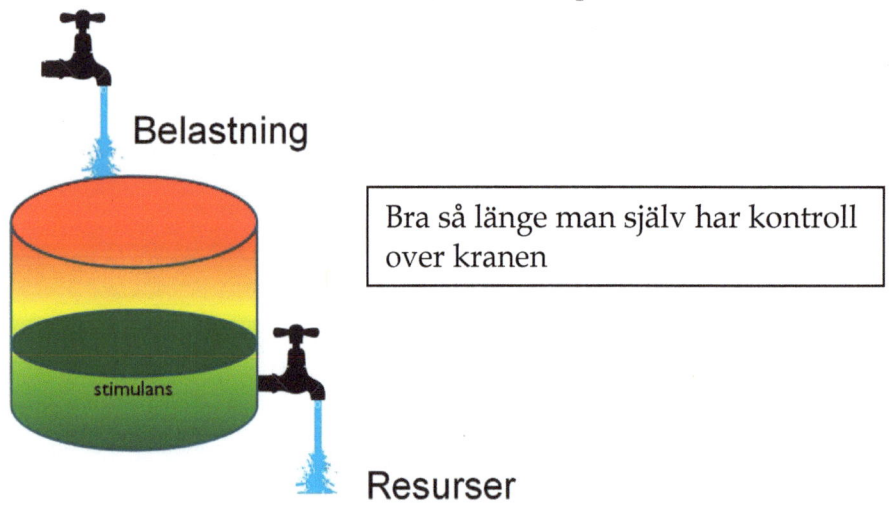

Belastning

Bra så länge man själv har kontroll over kranen

stimulans

Resurser

"Konsten att kunna se till att belastningen inte överstiger förmågan att bära den är inlärd, inte medfödd. Resurser som tid, självförtroende, kunskap och andra människor måste alltid räcka till om man ska undvika kroniska stressproblem"

Vi vill ofta känna oss stimulerade, men om det blir för mycket känns det inte bra, och om det är för lite blir vi ibland uttråkade. Det är viktigt att förstå att det som gör att man känner sig stimulerad är faktiskt stressresponsen, fast man upplever det inte som stress för att det känns bra. Detta är kampfasen, när det känns spännande och stimulerande. Detta kallas också för positiv stress. Om man möts av ett problem som man tror att man klarar av är det en utmaning. Om det är tyngre än vad man kan bära känns det som ett hot och man går över till flykt. Fast båda är stresstillstånd och kan leda till utmattning. Man måste antingen öka på resurserna eller minska på belastningen för att behålla stressnivån på en hanterbar nivå.

Se diagrammen på nästa sida

Diagram 1 visar hur det *ska* fungera, och hur det har hjälpt oss överleva under många år.

Diagram 2 däremot visar hur det har blivit för oss i det moderna samhället och varför det är så farligt för oss och för vår framtid.

Akut stress

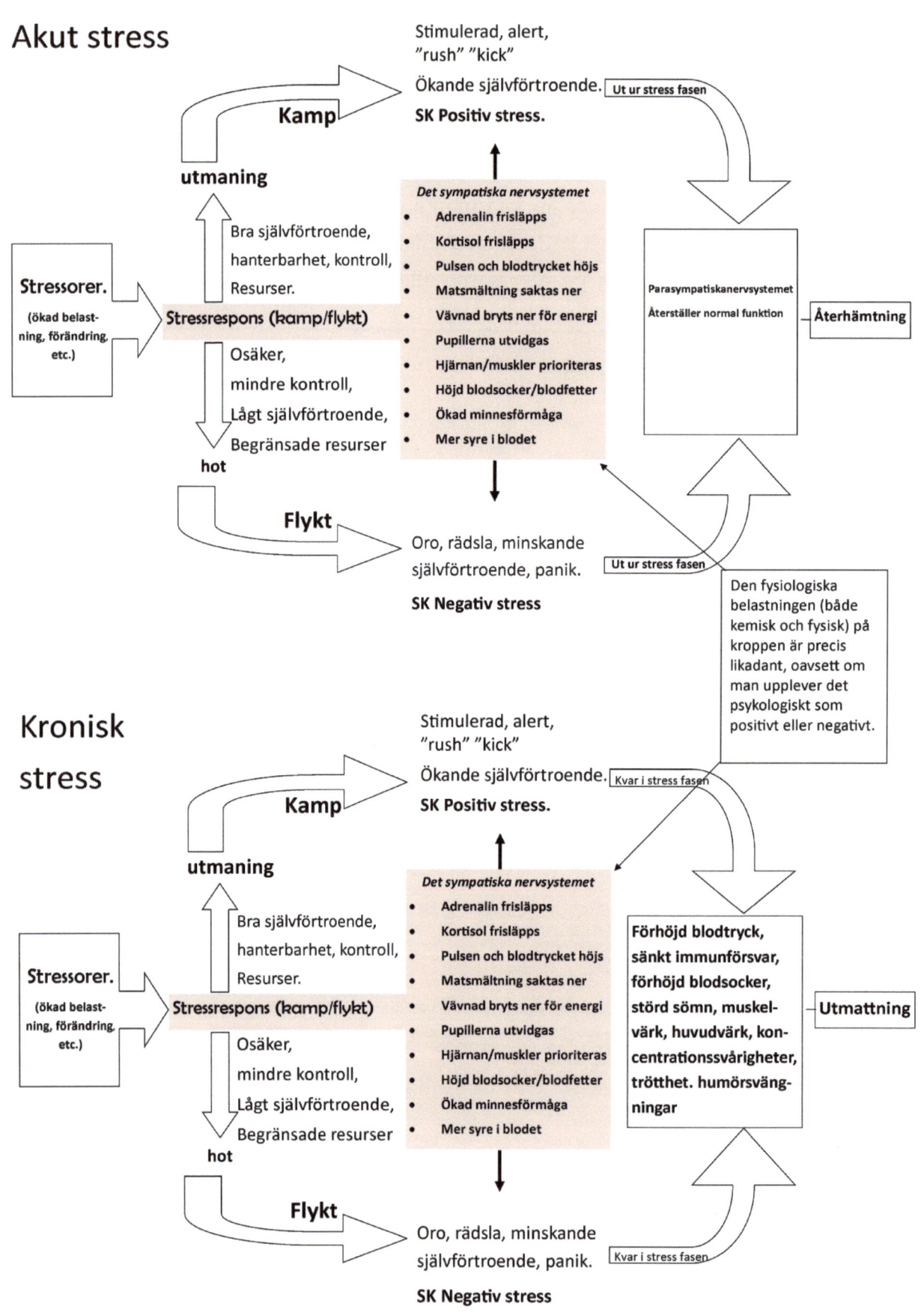

Kamp → Stimulerad, alert, "rush" "kick"
Ökande självförtroende. [Ut ur stress fasen]
SK Positiv stress.

utmaning

Bra självförtroende, hanterbarhet, kontroll, Resurser.

Stressrespons (kamp/flykt)

Osäker, mindre kontroll, Lågt självförtroende, Begränsade resurser

hot

Stressorer.
(ökad belastning, förändring, etc.)

Det sympatiska nervsystemet
- Adrenalin frisläpps
- Kortisol frisläpps
- Pulsen och blodtrycket höjs
- Matsmältning saktas ner
- Vävnad bryts ner för energi
- Pupillerna utvidgas
- Hjärnan/muskler prioriteras
- Höjd blodsocker/blodfetter
- Ökad minnesförmåga
- Mer syre i blodet

Parasympatiskanervsystemet
Återställer normal funktion

Återhämtning

Flykt → Oro, rädsla, minskande självförtroende, panik. [Ut ur stress fasen]
SK Negativ stress

Den fysiologiska belastningen (både kemisk och fysisk) på kroppen är precis likadant, oavsett om man upplever det psykologiskt som positivt eller negativt.

Kronisk stress

Kamp → Stimulerad, alert, "rush" "kick"
Ökande självförtroende. [Kvar i stress fasen]
SK Positiv stress.

utmaning

Bra självförtroende, hanterbarhet, kontroll, Resurser.

Stressrespons (kamp/flykt)

Osäker, mindre kontroll, Lågt självförtroende, Begränsade resurser

hot

Stressorer.
(ökad belastning, förändring, etc.)

Det sympatiska nervsystemet
- Adrenalin frisläpps
- Kortisol frisläpps
- Pulsen och blodtrycket höjs
- Matsmältning saktas ner
- Vävnad bryts ner för energi
- Pupillerna utvidgas
- Hjärnan/muskler prioriteras
- Höjd blodsocker/blodfetter
- Ökad minnesförmåga
- Mer syre i blodet

Förhöjd blodtryck, sänkt immunförsvar, förhöjd blodsocker, störd sömn, muskelvärk, huvudvärk, koncentrationssvårigheter, trötthet. humörsvängningar

Utmattning

Flykt → Oro, rädsla, minskande självförtroende, panik. [Kvar i stress fasen]
SK Negativ stress

Copingstrategier

Forskning har visat att det finns olika metoder för att hantera stress baserade på situationen och personens resurser och personlighet.

Problemfokuserad coping - Strategier som direkt försöker lösa eller minimera den stressfyllda situationen.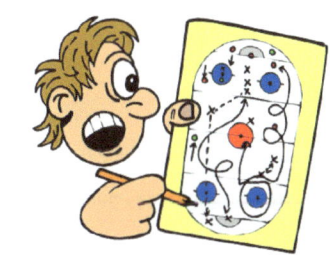

- Systematisk problemlösning - Skapa en handlingsplan och sedan följa den.
- Söka aktivt stöd - Söka hjälp eller stöd från personer som aktivt kan bidra till att stressen minskar.

Emotionsfokuserad coping - Strategier för att minimera fysiska och mentala effekter av stressen.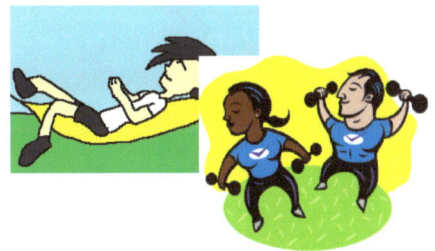

- Avslappning - Använda avslappningstekniker.
- Motion - Fysiskt aktivera sig för att minska stressens effekter.

Omdefinierande coping - Strategier som förändrar upplevelsen av problemet.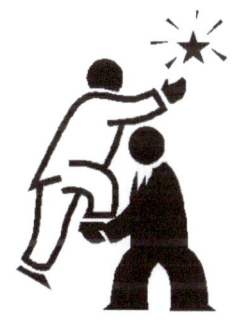

- Kognitiv omstrukturering - förändra negativa tankar eller minskar automatiska reaktionsmönster.
- Stärka självförtroendet - Hitta vägar som ökar tilltron till att situationen är hanterbar och går att bemästra.

Undvikande copingstrategier - Strategier som verkar distraherande.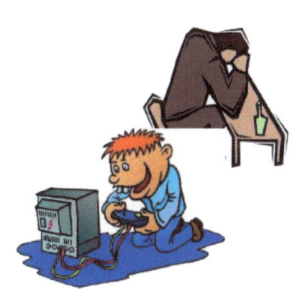

- Ignorerande - Vägrar att tänka på problem eller låtsas som om det inte ens existerar.
- Flyktbeteende - Strategier som innebär att annat ockuperar tankarna, som överdriven matkonsumtion, dataspel, rökning, sprit eller andra droger.

Vart har vi varit?

Vår livsstil har förändrats mer under de senaste 50 åren än någonsin tidigare under vår historia. Moderna människor har funnits i omkring 200 000 år, som homosapiens sapiens. De utvecklades i Afrika och levde som jägare/samlare i små grupper till att börja med. Grupper av människor började lämna Afrika och sprida sig över jorden, kanske på jakt efter mat, och de tecken som finns visar att de skedde för omkring 100 000 år sedan. Befolkningen på jorden var inte stor och ökade sakta till cirka fem miljoner vid 10 000 år f Kr. Det var under den tiden när människor började bilda större grupper och mer permanenta bosättningar. De kanske insåg att det inte var så enkelt längre att gå ut och samla mat till alla på samma sätt som tidigare.

De första tecknen på att människor började odla istället för att samla var i Syrien på ett ställe som kallas Tell Abu Hureyra för ungefär 10 000 år sedan, där de första städerna byggdes upp. Det tillhör det som kallades Mesopotamien, som var ett stort landområde som sträckte sig längs de två floderna Eufrat och Tigris. När människor började utveckla jordbruk kunde de bilda ännu större grupper och samtidigt ha mer tid över till annat istället. Detta var en revolution som gjorde att de fick bättre tillgång till föda, men inte behövde röra på sig lika mycket. Världsbefolkningen var fortfarande inte så stor och stannade under en miljard fram till början av 1800-talet, då vi för första gången gick över miljardgränsen. Med den ökande världsbefolkningen utvecklades jordbruket i en bra takt tillsammans med industrier som ledde till andra stora skeenden i vår utveckling som hade betydelse för vår livsstil.

Den industriella revolutionen ledde till att maskiner började ta över mycket av det kroppsliga arbetet från människorna och att jordbruket kunde utvecklas ännu mer. Befolkningen fortsatte att öka, och vid slutet av det första kvartalet av 1900-talet nådde vi två miljarder, alltså en miljard på 120 år. Under 1900-talet korsade vi miljardgränsen ytterligare tre gånger, och en till gång nu vid år 2010. Massproduktion av mat i den skala som sker idag utvecklades under 1960-talet, då det fanns ett behov av att hitta billiga sätt att producera mat till så många som möjligt. Den gröna revolutionen startades i USA av en man som heter Norman Borlaug med genmodifiering av vete för att bemöta den ökande svälten i utvecklingsländerna. Nu äter de flesta av oss mat som är massproducerad av stora företag på det billigaste sättet som möjligt. Ofta är råvarorna inte lika naturliga som de som även fanns för 100 år sedan. Vi äter kött från djur som själva inte äter sin naturliga föda och rör på oss så lite som möjligt.

För att få lite perspektiv kan du ta ett snöre på 20 meter och räkna varje millimeter som tio år. Detta betyder att en meter blir 10 000 år. Med det kan man säga att för det första nitton metrarna levde vi som jägare/samlare som lämnade Afrika efter tio meter. Bondesamhället började bara under den sista metern samtidigt som befolkningen ökade med sjuhundra procent under de sista två centimetrarna. Vår moderna livsstil efter den gröna revolutionen och tekniska framgång har lett till ett mer stillasittande arbete och fritid samt högt intag av fabriksbearbetade energitäta livsmedel. Det, och vår ökande stress, fetma, depression och andra problem kopplat till hur vi lever har kommit på bara de sista fem millimetrarna. Konsekvenserna av denna stora livsstilsförändring vet vi inte än, men i framtiden kommer vi säkert att se det.

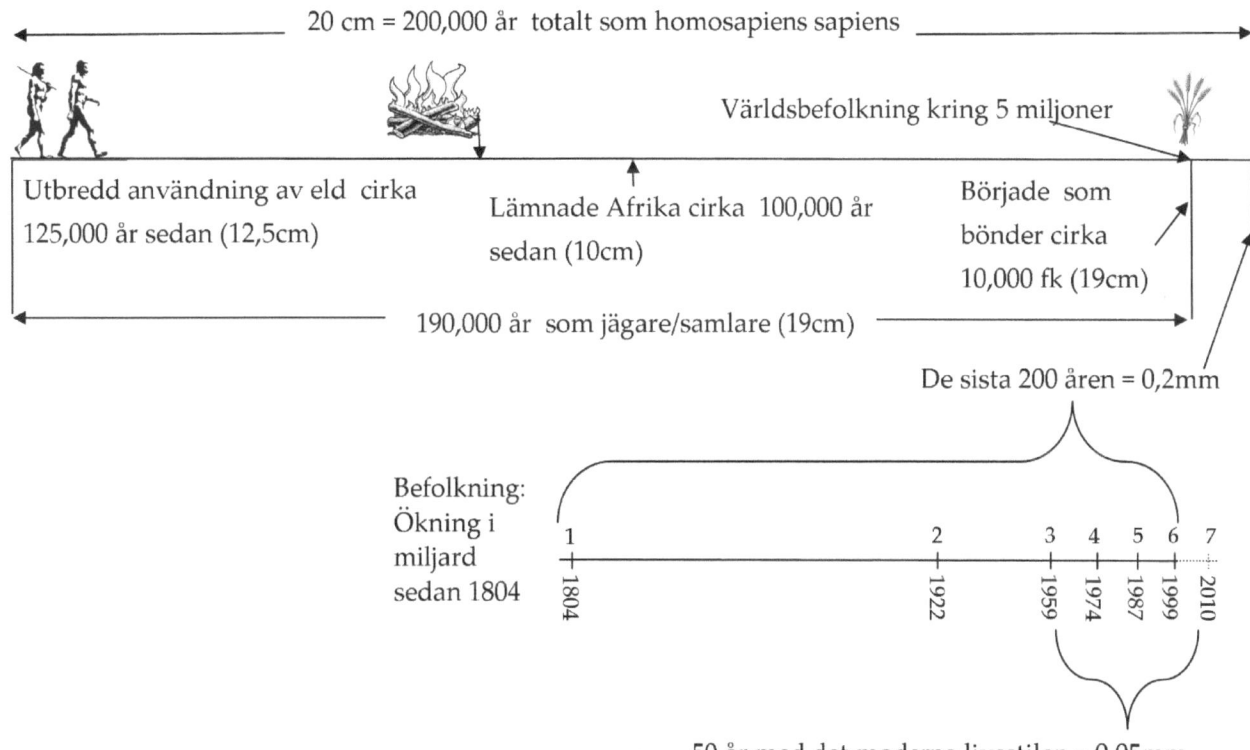

Vi är byggda för en miljö där mat var en osäker tillgång. Folk visste inte när eller hur mycket mat de skulle få från dag till dag, men för att överleva måste de förbruka energi från mat för att leta efter ny mat. Så det behövdes dessa två inställningar:

Motstånd mot all onödig eller undvikbar energiförbrukning (fysisk aktivitet)

Belöning vid intag av energirik mat (socker, fett, protein)

Dessa två inställningar är anledningen till att människor söker en genväg och väljer mat baserad efter hur den smakar och ser ut istället efter näringsinnehåll. Vi uppfinner onödiga energisparande saker som hjul på kökslådor till exempel. Vi har svårt för att börja motionera samtidigt som vi får den starkaste belöningen från mat som innehåller mest energi. Nu pratar vi om förnuft och känsla igen och nedklättring i pyramiden.

När ditt förnuft säger "ta på dig träningskläderna, lämna huset, jogga i en halvtimme och kom sedan tillbaka" så skriker känslorna "varför ska jag springa hela vägen hit när jag redan är här?". Man tänker istället på andra "viktigare" saker som kräver mindre ansträngning och som man kanske borde göra istället för att gå ut och jogga. Känslorna vill ha en motivering, en belöning nu och inte i framtiden.

Man får den starkaste belöningen från mat som innehåller mest energi, och energikällan som kroppen tycker mest om är kolhydrater, det vill säga socker. Det mest framgångsrika sättet att vara mer fysiskt aktiv på är om det finns en anledning till att förbruka energi, en känslomässig belöning. Att ha energiförbrukningen i sig själv som anledning till att motionera strider emot våra naturliga överlevnadsinställningar. Så ett belöningssystem som gör att vi älskar att ta in energi men avskyr att bli av med den i onödan har en klar nackdel nu, men förut hjälpte det oss att överleva.

Ett problem är att många aldrig upplever den starka belöningen vi får från nödvändig fysisk ansträngning, tillståndet där den fysiska ansträngningen är så hög eller långvarig att kroppen skickar ut sin egen smärtstillande medicin, endorfiner. Det är en kemisk cocktail som orsakar en känsla som beskrivs ibland som "runners high" på engelska, eftersom det ofta är löpare som får den. Det är morfinliknande ämnen som i höga mängder kan ge en känsla av extrem eufori. De skickas också ut under stressresponsen bland annat i förebyggande syfte mot smärta, eller till exempel när folk frivilligt utsätter sig för farliga situationer, som fallskärmshoppning eller berg och dalbanor. De skickas också ut när man äter kryddig mat, motionerar, ser skräckfilmer och vid orgasm. Det är delvis på grund av dessa ämnen att man fortsätter upprepa det beteendet som kan utlösa dem, och därför det är bäst att man hittar en aktivitet som man tycker om och vill upprepa. För många blir det nödvändigt att börja bli mer aktiva om bilen slutar fungera eller om läkaren säger att de ska börja göra förändringar för att förbättra hälsan. Det funkar också för de som skaffar hundar, då har man verkligen inget val och oftast är det lättare när man måste.

Kroppen ska först vara på gränsen till fysisk utmattning innan man plötsligt får en upplyftande känsla som betyder att man tror sig kunna springa hur långt som helst. Men tyvärr, som med allt annat som kopplas till belöningssystemet, är det beroendeframkallande. Träningsnarkomaner är beroende av fysisk aktivitet på samma sätt som missbrukare är av droger. Skillnaden är att bara droger är olagliga på grund av skadeverkningarna, men överträning är också dåligt för hälsan. När man tänker på hur vi är uppbyggda finns det inte många djur som är så mångsidiga som vi är. De flesta djur är specialister som är bra på en sak. Vissa springer lika fort som en bil på en kort sträcka, andra klättrar i träd eller i berg hur lätt som helst i jakten efter föda. Vi å andra sidan är inte lika snabba eller lika starka, men vi kan ta oss fram dit vi vill så småningom. Det är en nödvändig lågintensiv långvarig fysisk aktivitet som vi är byggda för. Det är belöningssystemet som tillsammans med vår storhjärna gjorde oss till världens mest framgångsrika art, och förmodligen den sjukaste.

Det här var vändpunkten för mänskligheten på både gott och ont. Vi människor är som alla andra djur grundprogrammerade för att kunna överleva i vår naturliga miljö. Den programmeringen har utvecklats under miljontals år med instinkter som är direkt kopplade till vår fysiska överlevnad och överlevnad av våra gener. De fysiska överlevnadsbehoven och behoven av trygghet har redan nämnts i samband med Maslows pyramid, men det finns några drivkrafter som ligger under dessa och gör det svårt för oss att ändra på problemet.

Våra kroppar är fysiologiskt anpassade för att vi ska leva som jägare och samlare. Innan bondesamhället var en stor del av människornas tid upptagen av att leta efter mat. Det kunde gå åt flera dagar till att jaga eller plocka bär och det innebar hårt fysiskt arbete. För att det skulle vara möjligt för oss att leva så fanns vårt eget system för att regalera lust och olust som kallas belöningssystemet. Det fungerade perfekt då, men idag orsakar belöningssystemet problem för oss. Om vi gör en lista på några av de starkaste drivkrafterna och jämför hur de påverkade oss då med hur de påverkar oss nu ser vi tydligt grunden till problemen. Det gör det möjligt för oss att förstå lösningen.

Att förändra vanor

Det hjälper om man ser vanor som levande, att man måste mata dem och det gör man genom att upprepa beteendet. Om man inte matar dem, så "dör" de som vanor, och förvandlas till ovanor. Å andra sidan, de man matar mest är de svåraste att bli av med. Vanor ger rutin och rutin ger en känsla av trygghet och är ett starkt behov. Denna bild förklarar hur man bäst lyckas att ändra vanor, och varför det ofta misslyckas när man försöker.

En person sitter mitt i det som kallas för komfortzonen. Det gröna området i mitten är där man har samlat sina vanor omkring sig. Här har man den starkaste känslan av trygghet och kontroll, fast minst stimulans. Här hörs förnuftet tydligt och reptilhjärnan behöver inte ingripa, eftersom överlevnaden inte hotas. Vanor är i konstant rörelse mot eller ifrån mitten. När de har passerat gränsen till det gula området är det inga vanor längre. Vissa flyttar fortare än andra, tyvärr är det oftast de vi vill bli av med som flyttar långsammast.

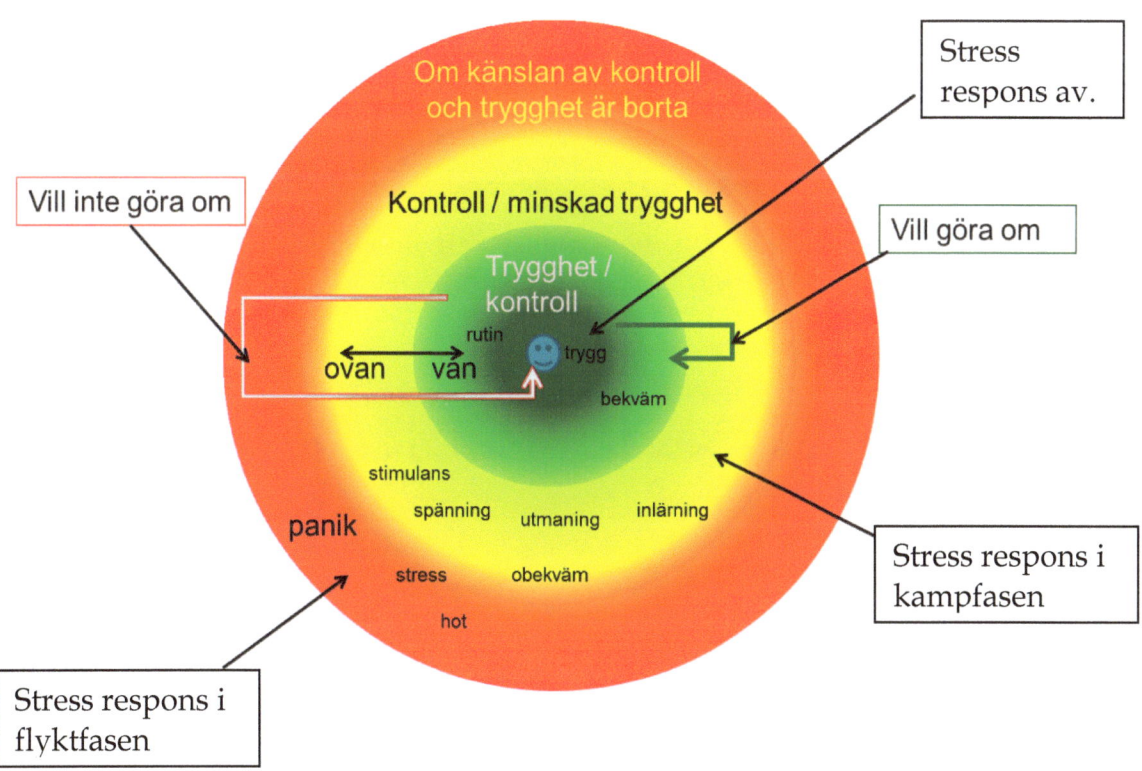

Det gula området kallas för inlärningszon. När man väljer att passera gränsen till det gula och tryggheten minskar, då vrider kroppen på "stressresponskranen" lite. Stresshormoner, adrenalin bland annat, gör att man blir mer alert, att minnet och inlärningen blir bättre. Det är här man hamnar när man kliver ur komfortzonen och gör någonting ovant, men samtidigt med vetskapen att klara av det. Här finns en positiv känsla över att fortfarande ha kontroll över nivån och veta när det tar slut. Hit siktar man för att försöka skapa en ny vana, eftersom det ger en positiv känsla och är lätt att vilja upprepa tillräckligt ofta för att det ska bli till en vana. Problemet för många är att de tycker att dessa steg är för små och att det tar för lång tid, de vill ha resultat på en gång. De människorna tar oftast för stora steg från tryggheten och kliver över det gula och in i det som kallas panikzonen. Det är här man hamnar när de inre resurserna, som självförtroende och kontroll, och de yttre resurser, som tid och andra människor, kanske inte räcka till för att klara av utmaningen. Här tappas kontrollen över "stresskranen" och den vrids på så att belastningen överstiger förmågan att bära den, vilket leder till en känsla av hot.

När människor gör så här har de en negativ upplevelse som de helst inte vill upprepa, vilket gör det svårt att skaffa sig en vana. Trygghetsbehovet gör det nu svårt att motstå de vanor som skapar den starkaste tryggheten, oftast de minst nyttiga. Det är lätt att bestämma sig för att göra stora förändringar när man är trygg, men så fort man känner sig mindre trygg blir det inte lika viktigt längre. Med den här kunskapen och förståelsen för de processer som påverkar oss kan man ändra vanor.

Här finns en tabell som visar det som händer i de tre färgade ringarna i komfortzon diagrammen.

	Grön	Gul	Röd
Stressrespons	Vilande	Kamp	Flykt
Upplevelse/känsla	Känns tryggt. Kan vara tråkigt. Kan må sämre över de starka vanorna som man försöker bli av med.	Positiv. Utmanad och stimulerad. Kallad för inlärningszonen.	Negativ. Hotad, stressad och orolig. Kallad för panikzonen.
Stimulansnivå	Låg	Medel	Hög
Självsäkerhet	Hög. Man är van och vet att man klarar av att upprepa utmaningarna utan mycket ansträngning.	Hög. Ofta har man själv valt att stimuleras.	Låg. Man känner att man saknar både de inre och yttre resurserna för att klara av ovanan.
Önskan att upprepa	Man upprepar oftast utan att tänka på det för att fylla vissa behov, som trygghet, men inte alltid med nöje.	Gärna. Man får ökad självsäkerhet och vill ofta fortsätta. Ibland vill man inte bli van, men det är tyvärr oundvikligt om man upprepar för ofta.	Man vill inte uppleva detta igen. Det skapar negativa känslominnen som kan sätta igång stressresponsen bara vid tanken.
Makt att bestämma	Man har mycket makt här och man blir bara tvingad av ens egna behov, inte någon annans.	Hög. Man kan välja att minska/ändra när man vill och är inte tvungen att fortsätta.	Lite/ingen. Ofta är det yttre krafter som har tagit kontroll och man kan känna sig hjälplös.
Funktion i livsstilsförändring	Att ge en trygg plats att vila under förändringsarbetet och ge kroppen tid att varva ner och återhämta sig. Innehåller trygga vanor.	Att öka självsäkerheten och ge nåbara mål som individen kan upprepa tillräckligt mycket för att få in det nya till trygga vanor.	Att göra individen rädd för förändring. Minska på självsäkerheten och stärka behovet av att känna trygghet och begränsa sig till de vanor som ger mest trygghet.

Dragkampsrepet

De flesta personer som för första gången bestämmer sig för att motionera tar detta beslut medan de är i en trygg miljö, kanske hemma eller bland vänner, så att det förnuftiga beslutet känns självklart, det är bara att köpa gymkortet och köra på. Men eftersom vi vill att saker ska gå så fort som möjligt är det lätt att kliva för långt utanför tryggheten och underskatta utmaningen eller överskatta förmågan att möta den. Det är vanligt att personer som börjar motionera efter många års uppehåll blir förvånade och lite deprimerade när de känner att kroppen inte orkar som förut.

Det är lätt att underskatta tidens effekt på kroppen och börja på en nivå som gör att man känner sig gammal och sliten, men så är det inte.

Kroppen har bara anpassat sig efter behoven av för att vara så bränslesnål som möjligt. Så fort man visar kroppen att det finns ett ökat behov av styrka eller kondition då anpassar den sig igen. Den enda skillnaden med åldern är att det går lite saktare.

Kroppen börjar sakta anpassa sig fysiologisk till förändringarna nästan direkt kraven ökas, men om kraven minskar och inte finns efter ungefär fyrtioåtta timmar slutar kroppen att anpassa sig. Så om kroppen ska vänja ska man välja en nivå som kan upprepas varannan dag, eller max två dagar emellan. Det är på det sättet man vänjer sig fortast och det mest hållbara sättet. För att hitta den rätta nivån finns det ett bra hjälpmedel för att visualisera de olika stegen. Det är att tänka på ett dragkampsrep. Det har knutar med regelbundna mellanrum så att de tävlande kan få bättre grepp. Den liknelsen kan användas för att ändra på våra vanor. Alla vanor och ovanor har olika nivåer som kan liknas vid knutar på dragkampsrepet. Den som är lättast att nå är den som är närmast. Många försöker hoppa över knutar för att det ska gå fort, men upplever sedan att det inte är så lätt som de trodde. Många ger då upp istället för att ta den som är närmast och dra in en efter en, så småningom är den som var längst bort nära och lika lätt att dra i som de andra var innan.

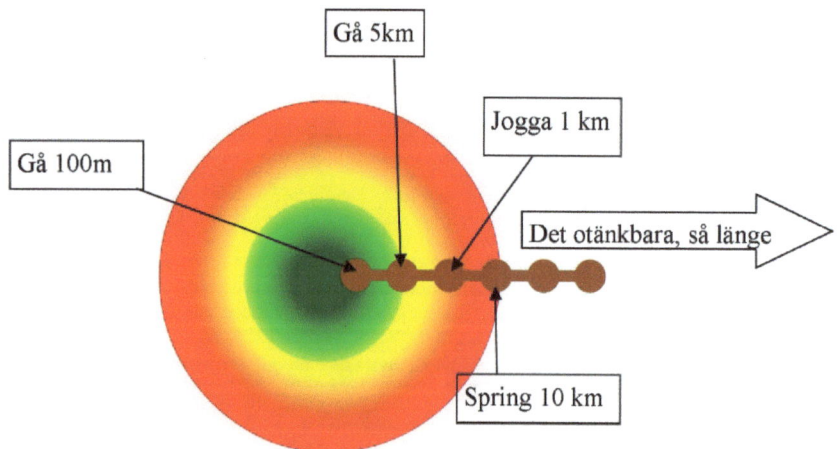

Diagrammet med komfortzonen kan användas för att lägga repet i. Till varje "knut" ges en stressnivå som passar i den rätta zonen. Om en person som är rädd för spindlar plötsligt skulle få en spindel på sig, skulle de förmodligen hamna på en knut ute i det röda fältet direkt, medan att titta på en bild av en spindel inte känns lika farligt och då ligger i det gröna eller gula fältet. Forskning visar att det krävs några månader att bli van, men innan man blir van måste man ha skapat en rutin. En rutin kräver mindre än en månad för hjärnan att acceptera, och en vecka att ändra på. Om det känns svårt att fortsätta skapa rutinen kan det betyda att den aktivitet man trodde var i det gula fältet ligger i det röda eller åtminstone på gränsen, då ska man backa lite till en enklare nivå men stanna kvar i det gula. Det finns ingen gräns för hur många knutar som ska finnas på repet, eller hur nära de ska vara varandra. De är bara steg, små och stora.

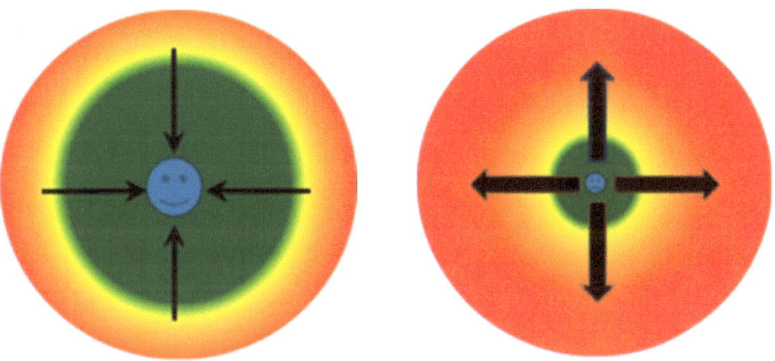

Om man lyckas med att skapa nya rutiner och flytta sina knutar in från den gula zonen är det enkelt att fylla på det gröna med nya vanor så att fältet växer. När det gröna fältet växer så krymper både det gula och röda fälten. Man får en ökad känsla av trygghet i världen och bättre självsäkerhet och med det vågar man anta nya utmaningar. Man är helt enkelt mindre rädd. Men de som upplever misslyckanden och minskad trygghet gång på gång begränsar sig till slut till de få vanor som ger mest trygghet och kontrollkänsla i mitten av det gröna. De vanor som låg på den yttre kanten av det gröna upprepas mindre och börjar flytta ut mot det gula och röda. Man blir van med mindre och mindre, vilket betyder att den gröna zonen krymper samtidigt som det gula och röda växer på utsidan. Man blir rädd för mer, kanske rädd för saker man aldrig trodde skulle vara skrämmande. Detta händer ofta med äldre mäniskor som bli rädd för att gå ut efter många år i en lägenhet, säkert otänkbart för dem när de var yngre. Det är bara små hanterbara steg som fungerar.

Motivation

Nu kommer vi till en av de svåraste delarna i livsstilsförändring, nämligen att känna sig motiverad. Enligt många teorier ligger grunden till motivation i en drivkraft som vi har i vår natur, som fysisk överlevnad och att minimera fysisk smärta samt maximera njutning. Det ger en bättre förståelse för metaforen "morot och piska"', eller hopp och rädsla som det egentligen är. Begreppsmässigt bör motivation inte förväxlas med vare sig vilja eller optimism. Motivation är också kopplad till känslor. Motivation delas ofta upp i två kategorier; inre och yttre.

Utifrån modeller och teorier kring motivation får vi många bra verktyg att använda i vårt arbete. Den förmodligen mest välkända och mest använda vetenskapliga modellen inom motivation är från ett forskningsarbete som gjordes på 1980-talet av psykologiprofessorerna James Prochaska och Carlo DiClemente vid Rhode Island universitet. Modellen visar hur en beslutsprocess normalt går till och innehåller olika stadier som man måste gå igenom för att kunna ändra sitt beteende. Modellen byggde de på forskning och analys av de redan existerande teorierna kring motivation och beteendeförändring och därför blev den kallad "Den transteoretiska modellen" eller TTM.

Det finns sex grundsteg i modellen:

Förnekelsestadiet
Begrundandestadiet
Förberedelsestadiet
Handlingsstadiet
Aktivitetsstadiet
Återfall eller *Avslut*

Innan en fördjupning i TTM är det viktigt att förstå betydelsen av ett antal insikter. Det är något som måste finnas först hos en person innan annat förändringsarbete kan lyckas. Detta måste man jobba med under hela resan:

Att det nuvarande beteendet innebär risker.

Att riskerna eller konsekvenserna är oacceptabla.

Att förändring skulle reducera riskerna.

Att ha tro på den egna förmågan att klara av förändringsarbetet.

Utan dessa insikter är alla goda råd, peppande och goda avsikter bortkastad tid och kan till och med upplevas som negativt av personen och göra framtida förändringsförsök ännu svårare. Det är viktigt att ha det i minnet vid samtal om livsstilsförändring med en annan människa eller i en inre dialog med sig själv.

Den första insikten som måste finnas hos den människa som ska ändra beteende är att det nuvarande beteendet innebär en risk. Kroppen är programmerad för att undvika onödig energiförbrukning och att ändra beteende kräver energi plus att man känner sig tryggare med det man redan kan.

Det är därför det inte räcker med att inse att det finns en risk, utan man måste gå vidare till den andra insikten och inse att den risken är oacceptabel. Det finns en skillnad mellan att säga till någon "om du gå ut i regnet utan jacka blir du kanske förkyld" eller "om du hoppar från taket kommer du förmodligen att skadas allvarligt, kanske till och med dö". I både exemplen finns en möjlig konsekvens av beteendet och man gör därför en riskbedömning. Hur hög är sannolikheten att jag drabbas, och om det händer kan jag leva med konsekvenserna?

De flesta förstår att rökning är farligt. Det finns varningstexter på paketen och man vet vilka sjukdomar man kan få. Men för många är ändå risken acceptabel. Speciellt unga verkar tänka att risken med ett sådant farligt beteende är liten. Många har hört historien om en gammal människa som rökt sedan tidig ålder och dog vid 90-års ålder av något som inte var relaterat till rökningen. För alla som fortsätter att röka är risken acceptabel, inte konsekvenserna, men man tror sig komma undan dem eller att man ska lyckas sluta innan det ger konsekvenser. Belöningen är värd risken. Vår inre respons som skyddar oss mot saker som hotar vårt liv aktiveras bara vid ett verkligt hot som finns i nuet och inte av ett möjligt hot i framtiden. Försök förklara för tonåringar att deras beteende kan få negativa konsekvenser när de blir pensionärer! De flesta har inte förmågan att inse det. Men även om man inser risken och är rädd för konsekvenserna av beteendet, så räcker inte heller det för att påbörja en förändring.

Man behöver även den tredje insikten om att en förändring reducerar risken. Om personen redan har de två första insikterna, men av någon anledning tror att en förändring inte skulle ge så mycket, då stannar det med en attityd om att "det inte löns", vilket i sig själv kan orsaka problem.

Ett exempel på det är rökare som har fått diagnosen lungcancer eller KOL och ändå fortsätter att röka. Många tycker att det är vansinnigt, men det finns en förklaring. Dessa människor är oftast äldre och har rökt sedan de var tonåringar.

De har alltid tyckt att risken var tillräckligt låg, men nu är det ingen risk längre, utan det är verklighet. Deras belöningssystem är beroende av nikotin. Sjukdomen är obotlig och därmed dödlig. De mår psykiskt dåligt av det och fortsätter att röka för att de mår bättre av nikotin och av vanan som de har haft hela livet. Att sluta röka skulle inte bota sjukdomen och för många är att ta sig ett bloss den enda guldkanten i livet. De lever hellre kortare med det än längre utan. Det är redan för sent för dem. Vinsterna med förändringen är för små och de orkar ofta inte tänka mer än en dag i taget, vilket har med den sista insikten att göra.

Den fjärde och sista insikten som personen måste ha är att tro på sin egen förmåga att klara av förändringsarbetet. Nivån på utmaningarna ska vara tillräckligt låga så att resurserna räcker till, men samtidigt ska det finnas något att vinna. Det är balansen mellan vinst och förlust som leder till om man vågar prova eller om man stannar där man är. Det handlar om självsäkerhet, självbild och självförtroende, som bygger på erfarenheter i livet.

Det behövs också en verklig bild av vinsten och av vad man kommer att förlora vid förändringen. För många har tidigare misslyckade förändringsförsök skapat rädsla för att prova igen. Man säger sig ha provat allt men att inget fungerar. Man vill inte uppleva misslyckanden igen och mår ofta dåligt över beteendet. Det finns en önskan om att förändra, men det är för svårt, så det bästa är att acceptera det och sluta försöka.

Personen måste arbeta aktivt med alla fyra insikterna och ha dem i tankarna under hela förändringsprocessen. Målet ska anpassas efter förmågan att uppnå det. När arbetet med TTM's olika steg startar kan man se vilka insikter som fattas och det blir enklare att hjälpa personen. Den person som saknar alla insikter ligger i det första steget, alltså i förnekelsestadiet. Sedan när de andra insikterna kommer tar personen steg för steg. Ett av de största hindren i förändringsarbetet är rådgivarens vilja att hjälpa personen. Det är vanligtvis en bra egenskap, men inte när det gör jobbet svårare.

De flesta människor har svårt att ta emot information som de inte är beredda att acceptera. Det kan skapa motstånd.

Någon som man vill hjälpa kan gå från att vara en person som är öppen för diskussion till att bli en som sluter sig och inte vill lyssna på pratet om förändring. Det sker när personen känner att tryggheten är hotad. Det kan upplevas som om rådgivaren vill döma personen och ta ifrån den något viktigt. Tålamod är en viktig egenskap hos rådgivaren och insikt om att det är personen själv som bestämmer över sin egen kropp, oavsett hur mycket man vill hjälpa till.

Det kan liknas vid fiske. Med tålamod kan fisken lockas till kroken, som man sedan sakta vevar in. Man släpper ut lite lina när fisken kämpar som hårdast och vevar försiktigt in när den vilar. Men om man drar för hårt går linan av och fisken simmar iväg för att i framtiden blir svårare att fånga. Lärdomen är att alltid ha koll på "spänningen i linan" mellan sig själv och personen man ska hjälpa.

Att skapa motstånd är fienden till förändringsarbetet. Med tiden utvecklas förmågan att känna när man är på gränsen till att skapa motstånd, då är det tid att backa och värna personens självbestämmande. Förhoppningsvis har det skapats tankar om att ändra livsstil. Kommunikationen måste anpassas till var personen befinner sig i processen. Det gäller att locka fram den egna viljan att förändra, att öka självförtroendet och att inge hopp om att lyckas.

Den transteoretiska modellen (TTM)

Den transteoretiska modellen beskriver fem steg som individen går igenom under förändringsprocessen. Att flytta från ett steg till ett annat är i sig en livsstilsförändring och bör inte underskattas.

* **Förnekelse** - har inte för avsikt att vidta åtgärder inom den närmaste framtiden, och kan vara omedveten om att beteendet är problematiskt.
* **Begrundande** - börjar inse att beteendet är problematiskt, och tittar på fördelar och nackdelar med att vidta åtgärder.
* **Förberedelse** - har för avsikt att vidta åtgärder inom den närmaste framtiden, och kan börja ta små steg mot beteendeförändring.
* **Handling** - har gjort vissa uppenbara modifieringar i sitt problembeteende eller skaffar sig nya friska beteenden.
* **Aktivitet** - har kunnat upprätthålla åtgärder för ett tag och arbetar för att förhindra återfall.

Efter de fem stegen tar personen en av dessa två vägar, som inte är ett steg i sig utan snarare ett resultat av satsningen.

- Avslut – personen känner ingen frestelse och vill inte återvända till sin gamla ohälsosamma livsstil.
- Återfall - är en återgång till ett tidigare steg och måste räknas som en del av processen samt användas som en del av inlärningen. Det kan hända att man har missat något under förberedelsefasen som hindrar framsteg, eller underskattat utmaningsnivå inom ett eller flera områden. Det är viktigt att undvika upplevelsen av ett totalt misslyckande, vilket ofta betyder att det är svårt för personen att börja om igen.

Steg 1: Förnekelsestadiet (personen vill inte förändra för att det saknas motivation eller önskan).

Människor i detta stadium har inte för avsikt att leva sundare inom en snar framtid (sex månader) och kan vara omedvetna om behovet av förändring. Här lär sig människor mer om hälsosamma levnadsvanor. De uppmuntras att tänka på fördelarna med att ändra sitt beteende och att känna igen effekterna av deras negativa beteende genom hur det drabbar andra.

I förnekelsestadiet underskattas ofta fördelarna med att förändra och nackdelarna överskattas, personerna är ofta inte medvetna om att de gör misstag. En av de mest effektiva åtgärder som andra kan hjälpa till med i detta skede är att uppmuntra dem att bli mer medvetna om sitt beslutsfattande och mer medvetna om de många fördelarna med att förändra ett ohälsosamt beteende.

- Förhållningssätt: nyfiken, avslappnad, respektfull.
- Göra: ställa öppna frågor om riskerna samt visa intresse för personen.
- Gör inte: prata om lösningar, ha åsikter, prata för länge eller för mycket.

Problemet här är att personen inte inser att det finns ett problem och därför inte vill förändra. Det kanske saknas kunskap om riskerna. Personen ser bara vinsterna inte konsekvenserna, eller vet om riskerna men tycker att vinsterna är värt riskerna. Det man ska arbeta mest med är att erbjuda information och försöka så ett frö hos personen som man vattnar då och då tills det växer till förändringstankar. Det kräver ofta tid och tålamod. I denna fas är det viktigt att inse att personen nästan bara ser vinster med sitt beteende och upplever rådgivning mer som ett hot än ett försök till hjälp. Det finns en risk att rådgivaren underskattar det positiva som personen upplever med den ohälsosamma vanan. Rådgivaren visar respekt genom att vara nyfiken och intresserad, utan att ställa för stora krav. Det första målet för den som vill hjälpa personen är att utveckla ambivalensen kring beteendet, att stödja personen i att tänka på nackdelarna i förhållande till fördelarna. Rådgivaren tänker på de fyra insikterna för att bedöma vilka som fattas hos personen.

Steg 2: Begrundandestadiet (personen funderar på en förändring)

I detta skede avser deltagarna att starta hälsosamma levnadsvanor inom de närmaste sex månaderna. De är nu mer medvetna om fördelarna, och nackdelarna är ungefär lika med fördelarna. Denna ambivalens kring förändring kan få dem att skjuta upp att vidta åtgärder. De lär sig här om vilken typ av person de skulle vara om de ändrade sitt beteende och lär sig mer från människor som beter sig på ett hälsosamt sätt. Andra kan påverka och hjälpa genom att uppmuntra dem att minska nackdelarna med att ändra ohälsosamma beteenden.

- Förhållningssätt: neutral, hjälpsam, förstående.
- Göra: erbjud information, utveckla ambivalens (korset), upplys om fördelar med förändring.
- Gör inte: förväxla begrundande med förberedelse,

När man inser att en person är i behov av hjälp med en ohälsosam livsstil är det viktigt man ta upp frågan på ett neutralt sätt, utan att döma eller låta nedlåtande. Det är viktigt att personen inte känner sig påhoppad eller hotad. Det kan skapa motstånd och öka oviljan att förändra. Erbjud personen information. Det är inte åsikter som hjälper personen att väga för- och nackdelar mot varandra. Respektera motstånd om det uppstår. Det är personens egna val som ska avgöra. Rådgivaren måste respektera individens självbestämmande och bara påminna om att hjälp finns om och när den behövs.

Steg 3: Förberedelsestadiet (personen är redo för en förändring och funderar på livsstilen i framtiden).

Människor i detta stadium är redo att börja vidta åtgärder inom de närmaste 30 dagarna. De tar små steg som de tror kan hjälpa dem att göra hälsosamma levnadsvanor till en del av deras liv. Till exempel berättar de för sina vänner och för sin familj att de vill förändra sitt beteende.

Människor i detta stadium bör uppmuntras att söka stöd från vänner de litar på, berätta om sina planer på att ändra sitt sätt att agera och tänka på hur de skulle känna sig om de uppträdde på ett hälsosammare sätt. Deras bekymmer är nu när de äntligen agerar - kommer de att misslyckas? De lär sig att ju bättre förberedda de är, desto mer sannolikt är det att en utveckling sker.

- Förhållningssätt: uppmuntrande, stödjande.
- Göra: skriv en dagbok.
- Gör inte: förväxla förberedelse med handling.

Steg 4: Handlingsstadiet (personen engagerar sig aktivt i det nya beteendet men inte regelbundet).

Människor i detta stadium har ändrat sitt beteende inom de senaste sex månaderna och måste arbeta hårt för att hålla sig i rörelse framåt. Dessa deltagare behöver stöd från andra och omgående bekräftelse på att de har tagit de rätta besluten om att förändra. Nu har man full användning av de strategier som anges i förberedelsefasen. Människor i detta skede gör framsteg genom att använda tekniker för att hålla fast vid positiva åtaganden som ersätter aktiviteter med anknytning till ohälsosamma beteenden, belöna sig för att ta steg mot förändring, och undvika människor och situationer som lockar dem till ett ohälsosamt beteende.

- Förhållningssätt: lyhörd, inspirerande, motiverande.
- Göra: kartlägga fysiska begränsningar, skriva matschema, se över den sociala kretsen.
- Gör inte: träna för hårt.

Steg 5: Aktivitetsstadiet (det nya beteendet är nu en naturlig del av livet).

Människor i detta stadium har ändrat sitt beteende för mer än sex månader sedan. Det är viktigt att de är medvetna om situationer som kan locka dem att glida tillbaka in i ett ohälsosamt beteende, särskilt stressande situationer. Det rekommenderas att människor i detta skede söker stöd av andra, pratar med personer som de litar på, umgås med människor som beter sig på hälsosamma sätt, och kommer ihåg att delta i hälsosamma aktiviteter samt lär sig stresshantering i stället för att förlita sig på ett ohälsosamt beteende.

- Förhållningssätt: uppmuntrande, positiv, stödjande.
- Göra: utvärderande samtal, planera anpassning av miljön.
- Inte göra: ha för bråttom med nya mål.

Beslutsmässig balans

Detta är en viktig del av processen som involverar en ständig uppvägning av för- och nackdelar med att flytta framåt. Man kan använda det som kallas "ambivalenskorset" (se sida 52) för att hjälpa individen att räkna ut detta, och det är ofta bra att upprepa det ofta, särskilt mellan stegen.

För att människor ska utvecklas behöver de i allmänhet:
En växande medvetenhet om att fördelarna med att ändra överväger nackdelarna. TTM (Transteoretisk modell) kallas denna beslutsmässiga balans. Förtroende för att de kan göra och underhålla förändringar i situationer som lockar dem att återvända till sina gamla, ohälsosamma beteenden kallar TTM för self-efficacy. Strategier som kan hjälpa dem att göra och underhålla omställning kallar TTM för förändringsprocesser.

De tio processerna omfattar:

1. Ökad medvetenhet genom information, utbildning och personlig feedback om hälsosamma levnadsvanor.

2. Dramatisk lättnad från rädsla, ångest eller oro på grund av det ohälsosamma beteendet eller en känsla av inspiration och hopp när de hör om hur människor kan förändra ohälsosamma beteenden till friska beteenden.

3. Insikt om att det friska beteendet är en viktig del av vem de är och vill vara.

4. Insikt om hur deras ohälsosamma beteende påverkar andra och hur de kunde få mer positiva effekter i den omgivande miljön genom att ändra beteende.

5. Social befrielse genom att inse att samhället är mer positivt till det friska beteendet.

6. Tro på den egna förmågan att förändra och göra åtaganden, och att agera på den tron.

7. Hjälp av relationer, att hitta människor som är positiva till deras förändring.

8. Ändra ohälsosamma tankemönster med hälsosamma sådana.

9. Förstärka agerande genom belöningar från positivt beteende och minska de som kommer från negativt beteende

10. Stimuluskontroll som använder påminnelser och ledtrådar som uppmuntrar friska beteenden som ersättning för dem som uppmuntrar ohälsosamt beteende.

Ett viktigt verktyg i detta arbete är det som kallas för motiverande samtal där vi kan koppla ihop det vi har lärt oss hittills.

Motiverande samtal (MI) är en samarbetsstrategi som hanterar motstånd med syfte att motivera en person till förändring. Motiverande samtal utförs lugnt och omtänksamt och ger uppskattning för klientens erfarenheter och åsikter. Samtalsmetoden förmedlar empati och känslighet genom ord och tonfall, visar på verkligt intresse för klientens upplevelser, undviker rådgivning och att styra klienten. Beslutsfattandet är delat mellan terapeuten och klienten. Terapeuten lyssnar mycket noga till klienten, använder dennes reaktioner på vad som har sagts som en vägledning för att fortsätta med sessionen. I metoden undviks argument och konfliktfyllda diskussioner genom att skifta fokus till ett annat ämne där man framkallar klientens egen diskussion och motivation till förändring.

Detta är ett sätt att prata med en person med syftet att de själv ska inse att förändring behövs, att det är möjligt och att personen själv kommer fram till att han/hon faktiskt kan klara av det.

Man använder en teknik som är en blandning av frågeställning, reflektioner och summeringar som på ett utforskande sätt hjälper personen genom de fyra insikterna och TTM.

Vi har alla försökt att motivera människor till att agera eller hjälpa dem att komma fram till en lösning på olika sätt, oftast med någon form av morot eller piska eller genom att försöka upplysa dem.

Man kan ibland bli frustrerad när det känns som att personen inte lyssnar eller tar ditt råd och man tjatar och tjatar. Anledningen är att oftast kommer motivationen utifrån, dvs från dig, själva är de inte redo. När vi använder motiverande samtalsteknik tar det lite längre tid, men resultaten sitter längre. Vissa saker vi säger och gör i vanliga samtal sätter käppar i hjulet åt oss och ska därför undvikas. Detta är att:

Ge order
Hota eller varna
Ge tidig rådgivning/lösning
Övertala
Moralisera, "predika"
Anklaga, döma
Etikettera, skambelägga
Analysera, tolka
Försäkra
Ifrågasätta, kräva bevis
Distrahera, byta ämne, skämta

I motiverande samtal används akronymet BÖRS, som står för Bekräftelse, Öppna frågor, Reflektioner och Sammanfattningar.

Ett bra samtal:

Bekräftelse

Det är viktigt att verbalt förstärka klientens styrkor, förmågor och insatser för att uppnå förändring hos denne. Utveckla klientens förtroende genom att bekräfta små steg som tagits i riktning mot förändring. Uttryck uppskattning för personliga egenskaper hos klienten som kan underlätta framgångsrika ansträngningar för att ändra beteenden istället för att ge generella komplimanger. Affirmationer, positivt färgade fraser, ska härröra direkt från samtalen. De ska vara meningsfulla för klienten och inte för generella eller för banala. Affirmationer ska användas på ett äkta sätt och inte vara något som sägs reflexmässig eller mekaniskt.

Tänk på att:

- etablera ett samarbetsklimat som visar respekt för personen.
- visa att du bryr dig om vad klienten säger och sträva efter att förstå och reflektera över klientens uttalanden.
- använda klientens reaktioner som en vägledning för att formulera påföljande motiverande samtalsstrategier och tekniker.

Undvik att:

- kontrollera samtalet på ett sätt som inte underlättar klientens utforskande av problemområden och motivation till förändring.
- ge oflexibla och defensiva svar på klientens motstånd.
- vara för teknisk i den terapeutiska rollen, inlevelse och förståelse är viktigt.
- justera strategier utifrån klientens skiftande motivation och låta ointresserad.
- inte vara tillräckligt förankrad i samtalet med klienten.
- bekräfta för att upprätthålla en klients förtvivlan eller uppmuntra en klient att försöka ändra beteende när denne har uttryckt tvivel i sin förmåga att göra detta.
- låta banal, falsk, eller nedlåtande.

Det är väldigt viktigt att visa individen att man uppskattar deras kompetens. Man fokuserar på det positiva:

"du jobbar hårt med det här och fortsätter att försöka hitta ett sätt att gå ner i vikt som fungera för dig"

"du är en stark person"

"du har många bra idéer"

"det krävs mod att komma så här långt"

Öppna frågor

Ställ öppna frågor, det vill säga frågor eller önskemål som framkallar mer än ett "ja" eller "nej" till svar. I vilken utsträckning öppna frågor används kan påverka klientens uppfattning om hans eller hennes problem och motivation till förändring.

Tänk på att:

frågorna leder till att klienten i högre grad vill utforska sig själv och erkänna problemområden och motivation till förändring.

- frågorna inte är fördömande eller ledande.
- frågorna är direkta och enkla och inte förekommer i tät följd.
- de öppna frågorna varvas med reflektion och konversation för att undvika att det skapas en "fråga-svar fälla".

Undvik att:

- ha dåligt formulerade eller tidsinställda frågor som riktar sig till ett område som inte omedelbart är relevant för samtalet.
- ställa sammansatta frågor, flera frågor i en fråga.
- inte pausa tillräckligt efter varje fråga för att ge klienten tid att begrunda och reagera.

Reflektioner

Gör reflekterande rapporter eller sammanställningar av vad klienten har sagt. Repetera exakta ord, omformulera, förstärk tankar eller känslor, använd analogi och dra slutsatser.

Tänk på att:

- korrekt identifiera den väsentliga innebörden av vad klienten har sagt och reflektera tillbaka till denne i en fråga som lätt kan förstås.
- reflektioner ska vara kortfattade och tydliga.
- reflektioner kan ha djup, det vill säga omskriv tankar och känslor på ett sätt som effektivt samlar in avvikande element eller som tydliggör vad klienten menade.
- arrangera flera klienters uttalanden på ett sätt som främjar ytterligare klienters introspektion, konversation och motivation till förändring.
- reflektioner ökar den tid man talar med klienten, utvecklar en gemensam ton och minskar klientens motstånd.

Undvik att:

- gå in i felaktiga reflektioner som kan bidra till att klienten känner sig missförstådd.
- reflektera vagt, komplicerat eller alltför ordrikt.
- reflektionerna har en uppåtgående böjning i slutet och då fungerar som dolda slutna frågor.
- minska samtalstiden, vilket kan öka klientens motstånd.
- reflektionerna är alltför utspridda, snarare än efter varandra kopplade.
- reflektionerna är överflödiga eller upprepade.

Reflektioner eller speglingar gör man kontinuerligt under hela samtalet. Man återspeglar vad personen har sagt fast med egna ord. Det finns komplexa reflektioner och enkla reflektioner.

"Det är viktigt för dig att gå ner i vikt" (enkel reflektion)

"Det har varit svårt för dig med förändringsarbetet och du vet inte om du orkar hela tiden" (komplex reflektion)

"Du försöker kämpa så hårt du kan (reflektion /bekräftelse)

Sammanfattningar

Sammanfatta ofta och förmedla i ord eller handlingar att kommunikationen är en samarbetsrelation i motsats till en terapeut och en klient. Betona betydelsen av klientens beslut, självförtroende och uppfattning om vikten av förändring. Verbalisera respekten för klientens autonomi och personliga val. Det är fortfarande deras liv.

Tänk på att:

- tydligt notera betydelsen av klientens egen uppfattning om dennes problem och relaterade händelser i livet i motsats till vad du eller närstående kanske tror.
- understryk vikten av samarbete genom att lyfta fram intresset att förstå klientens perspektiv, utan fördomar.
- använd tydliga hänvisningar till klientens förmåga att dra egna slutsatser eller göra personliga val om hur denne ska göra en plan för förändring.
- betona livskraftiga personliga val.

Undvik att:

- betona klientens personliga val som inte verkar realistiska.
- ge råd till hur personen ska gå vidare

I praktiken

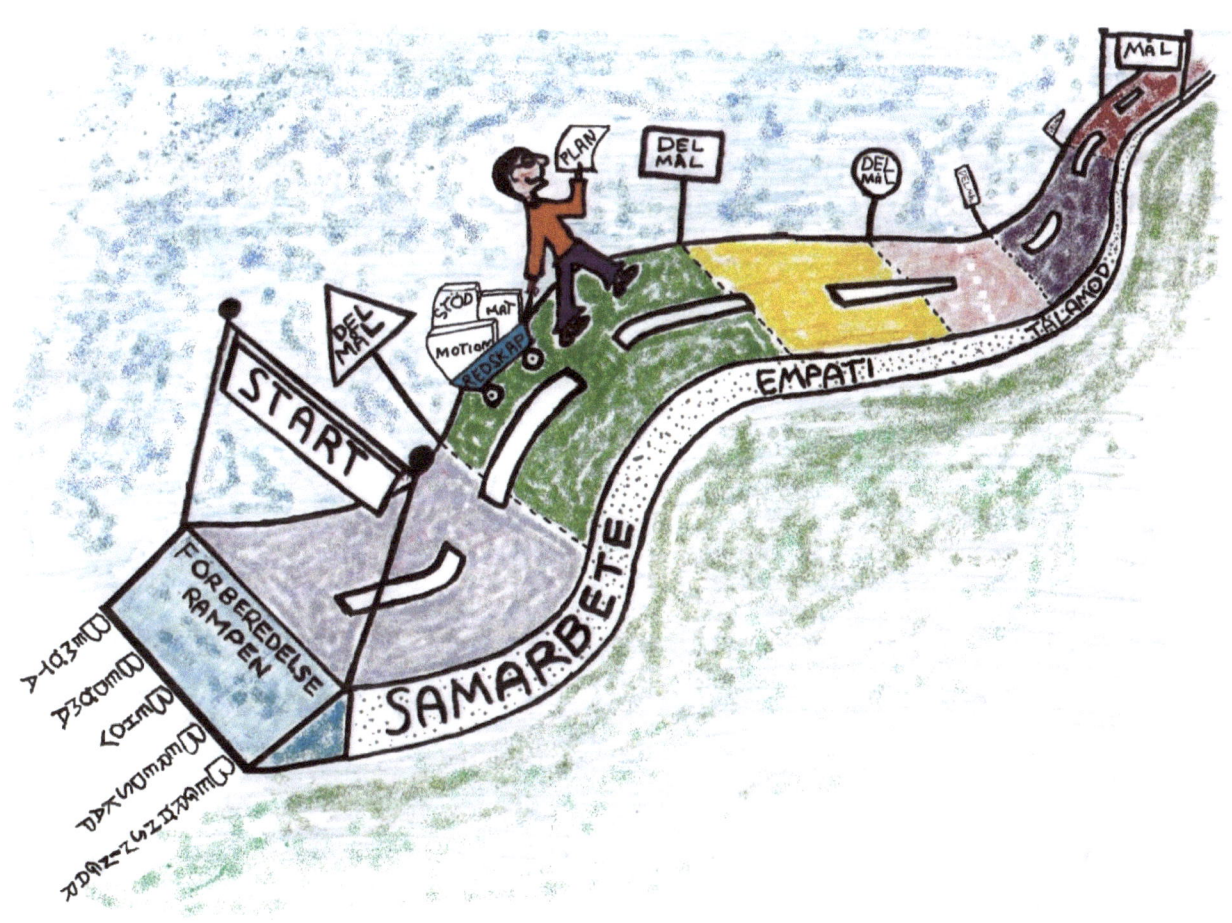

Första kontakten
Bemöta
Bedöma
Behov
Beredskap
Begränsningar

Bemöt personen på ett nyfiket och vänligt sätt, som gör att självbestämmandet är intakt men som samtidigt visar omtanke om personens hälsa. Välj en neutral och trygg plats samt en passande tid, helst inte vid lunch- eller middagstid eller när personen är upptagen med den oönskade vanan, till exempel rökning (tänk på behovshierarkin). Rådgivaren kan använda sig av tekniken från motiverande samtal (MI) för att prata med personen. Förhållningssättet ska vara respektfull och avslappnat. Det är viktigt att skapa trygghet och tillit. Rådgivaren ska inte tvinga någon till något, inte skapa skuldkänslor eller ta bort något från personens liv som denne vill ha kvar.

Bedöm vilken av de sex faserna som personen är i enligt den Transteoretiska Modellen och anpassa ditt förhållningssätt efter detta. Använd en blandning av samtalstekniker för att locka fram personens egen motivation till förändring. Och kom ihåg, att flytta från ett steg till det andra är en livsstilsförändring i sig själv. De två första faserna måste vi arbeta oss igenom innan vi ens kommer till förberedelsestadiet.

Vilka *behov* av förändring har personen för att förbättra hälsan?

Viktminskning

Rökning

Stillasittande

Ätande

Socialt

Hygien

Eller annat. Kanske alla.

Vad ska prioriteras, vilka vanor är det störst chans att förändra först? Det går oftast lättare att förändra de svåra vanorna om personen har upplevt succé med de lättare. Tänk på de små stegen (modellen med komfortzonen). Vissa av dessa områden påverkar naturligt några av de andra.

Minskat stillasittande till exempel skulle förmodligen påverka vikten, om man inte började äta mer förstås. Sedan ska rådgivaren även ta hänsyn till vilka behov som styr personens beteende och hur starka dessa behov är. Se på den personliga behovshierarkin och hjälp personen att klättra upp för pyramiden.

Personens *beredskap* till förändring måste också mätas. Men även hur beredd rådgivaren är att hjälpa och alla andra som kan bidra till livsstilsförändringen. Det är enkelt att mäta beredskap genom att ställa frågan "Hur viktigt är det för dig på en skala 0-10 att ….?" Hänsyn tas till personens psykiska och fysiska *begränsningar*, men också till verksamhetens, familjens, bekantas och dina egna begränsningar som på något sätt kan påverka hälsoarbetet.

Balansera

Här kan vi använda oss av ett mycket bra verktyg som vi ofta använder under detta arbete, nämligen 0-10 skalan.

Skalan är ett bra hjälpmedel för att både du och klienten ska kunna sätta mål. Man ritar helt enkelt ett streck och graderar 0-10, sedan ställer man frågan "vart på skalan skulle du bedöma...?"

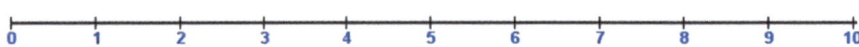

Om personens bedömning är mer än noll visar det att de har en viss motivation eller har åtminstone några förändringstankar. Man kan utveckla detta genom att fråga varför de inte sa noll och sedan bygga på svaret.

Fråga sedan vad som skulle behövas för att nå till nästa siffra, eller mer.
När vi ska målsätta vill vi sikta på en nivå där individen känner att de klarar av det, men att det är fortfarande en utmaning, mellan 6 och 8 är bra.

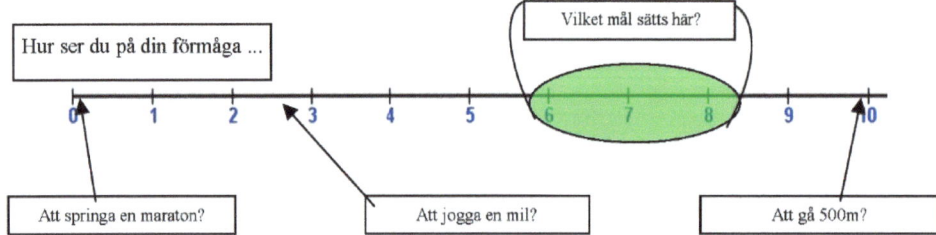

Nu planerar vi resan genom att bestämma vart vi ska, hur vi tar oss dit och hur vi gör om vi får "motorstopp". Kom ihåg att engagemanget inte automatisk leder till förändring. Ett mål ska vara så specifikt som möjligt, som att gå ner fem kilo eller att börja jogga två kilometer tre gånger per vecka. Att säga man vill gå ner i vikt eller motionera mer är inget mål, det är en önskan. De fyra insikterna ska alltid ingå i en mental checklista som arbetas igenom kontinuerligt. Det vill säga: förstår personen riskerna med att inte förändra, är riskerna oacceptabla, blir det bättre efter förändringen och tror personen att denne klarar av det? Det är viktigt att analysera tidigare försök och varför det inte gick som önskat.

Under förberedelserna ska man vara förberedd på det som kan sabotera förändringen, som tidsbrist, vädret, återfall eller annat som brukar sätta käppar i hjulet. Här ställer man frågor som: "Hur kan vi reducera risken?", "Vad gör vi, hur och med vem om det blir svårt att fortsätta?". Skriv en påminnelselapp som finns synlig, kanske på kylskåpet eller badrumsspegeln, där det står skrivit varför personen ville förändra och vad fördelarna är.

Det är avgörande att se om resan är genomförbar med de resurser som finns. Resurser kan delas upp i olika kategorier:

Personens personliga - mentala, fysiska.

Personens yttre - stöd, tid, utrustning, ekonomi.

Verksamhet - personal, tid, pengar, utrustning.

Annat – Fysisk Aktivitet på Recept, geografi, lokaler, aktiviteter.

När man har mål och delmål som är genomförbara, både praktiskt och i individens egna tankar, då är det dags att skriva en *plan*. Det är viktigt att ha en krishantering, att planera för eventuella återfall eller förebygga för att minimera risken för det.

Grupptryck är en stark motivation och kan vara både bra och dåligt. När man börjar på denna resa är det inte säkert att de man känner vill följa med. Det är inte heller en självklarhet att de man har omkring sig tycker det är en bra idé med förändring och de kan till och med sabotera ett försök. Den sociala kretsen är en viktig del av en persons liv och ibland måste man se över om man blir hjälpt eller hindrad av dem som står närmast. Även om resan är individuell måste man kunna ta den utan att andra försöker göra den svår. Det kan då vara en bra idé att träffa nya personer som gör eller har gjort en liknande resa och som kan ge både positiv energi och en känsla av solidaritet.

Det behövs stöd för att målen ska uppnås.

När man känner att personen funderar på förändringer och är i begrundandestadiet kan det vara bra att försöka utveckla deras ambivalens på papper. Ett bra hjälpmedel till detta kallas för "ambivalenskorset" och det används för att hjälpa personen väga upp för- och nackdelar med den livsstilen de har nu, med hur det skulle ser ut efter en förändring.

Börja alltid med de fördelar med att fortsätta som man gör, sedan vidare till fördelar med förändring. I slutet vill man så klart ha mer fördelar med förändring och kunna tycka att det är värt att offra de förhoppningsvis få fördelar som finns kvar i det första rutan.

Personen ska ha kvar detta synligt som en påminnelse till varför de valde förändring.

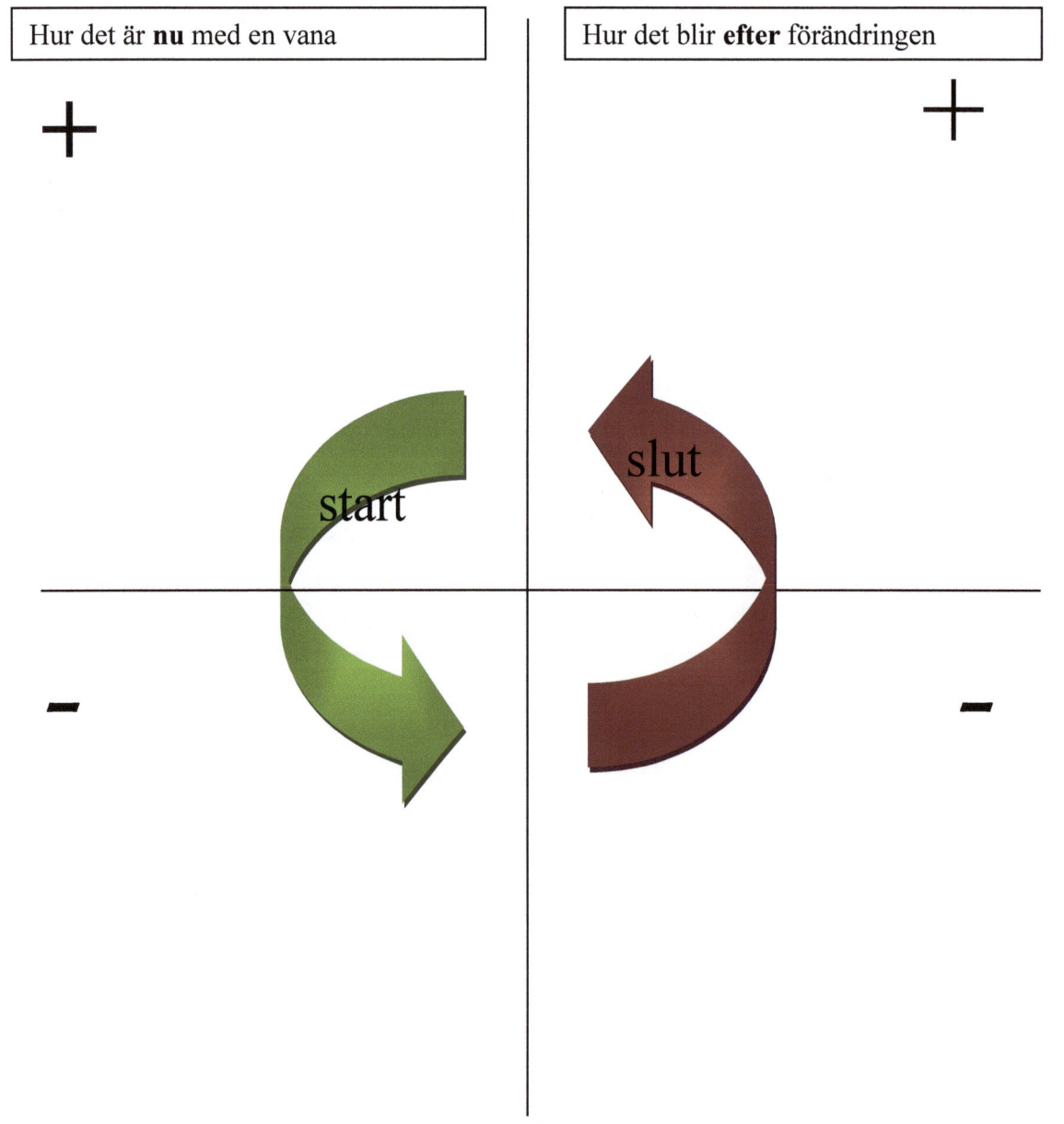

Hur det är **nu** med en vana

Hur det blir **efter** förändringen

start

slut

Förberedelser

Mål
Delmål
Resurser
Krishantering
Plan

Nu när man ska använda denna kunskap behöver man göra anteckningar, delvis för att kunna organisera all information men också för att kunna använda dessa senare med andra insatser.

Man behöver papper och penna under samtalet och när man skriver en plan ska den vara synlig för personen. Det kan vara bra att skriva en plan utifrån en mall som kallas för S.M.A.R.T.

Det står för:
◉ Specifikt
◉ Mätbart
◉ Accepterat
◉ Realistiskt
◉ Tidssatt

SMARTA Mål

Allt för ofta uppfyller man inte sina mål utan ger upp för tidigt. Det räcker alltså inte bara med att säga att man ska uppnå något utan det gäller att man har SMARTA mål.

När man pratar om SMARTA mål så finns det en tanke bakom namnet och det är alltså inte så att man måste vara smart för att sätta ut sådana mål. Varje bokstav har sin egen betydelse och alla bokstäver utgör viktiga ingredienser för att målet ska bli så bra och effektivt som möjligt.

Specifika – Den första grundstenen i SMARTA mål konceptet är att målen måste vara specifika. Att ett mål är specifikt innebär att det är väldigt exakt och väl definierat och att man inte kan misstolka det på något sätt. För att ta som exempel så skulle ett ospecifikt mål kunna vara att man "ska spara pengar varje månad" medan ett motsvarande specifikt mål skulle vara "spara 2000 kr varje månad". Man ska alltid sätta upp specifika mål då de är enklare att följa och lättare att se om man uppnått dem.

Mätbara – Nästa punkt handlar om att målen ska vara mätbara. Som vi var inne på i förra punkten så handlar det alltså om att det ska vara lätt att veta när du uppfyllt målet. Om man t ex har som mål att "vara vältränad" så är det ju väldigt svårt att veta när man faktiskt uppnått målet. Vem kan svara på när man är vältränad? Det finns inget direkt mått för det. Istället ska det gå att mäta och som exempel skulle man kunna ha som mål att "lyfta 100 kg i bänkpress".

Accepterat – Det är väldigt viktigt att man kan stå bakom sina mål och därmed acceptera dess innerbörd. Denna punkt blir ännu viktigare om det är flera personer som är involverade i målet. Om det är ett företag som satt upp ett mål så gäller det att alla inblandade accepterar målet.

Realistiskt – Det är väldigt viktigt att målet är rimligt och realistiskt. Men samtidigt får målen inte heller vara för lätta. Sträva efter att sätta upp mål som är utmanande men inom realistiska ramar så att det känns att det hela är möjligt.

Tidsbundet – När man sätter upp mål så är det viktigt att man har tydliga start och slutdatum. Framförallt så är det viktigt att sätta en bestämd tid när målet ska vara uppfyllt. Om man inte gör detta så tappar man effekten av att kämpa mot att nå målet i tid. Och samtidigt är det lätt att hela tiden skjuta upp målet. Sätt ett datum på målen om de går.

Utgår du hela tiden från SMART modellen så kommer du har betydligt mer användning för dina mål. Sen finns det några flera saker som kan vara användbart när man jobbar med sin målsättning och här följer ytterligare några saker att tänka på:

Skriv alltid ner målen. Genom att ha målen på papper så ökar chanserna att man faktiskt kommer lyckas. Ett vanligt kollegieblock brukar fungera fint att skriva ner sina mål i.

Gå igenom målet två gånger per dag. Dels när man vaknar på morgonen och sen innan man går och lägger sig.

Det ska kännas att målet är möjligt att nå, om det inte känns så, så kanske har man siktat för högt.

Först, innan en fysisk förändring, krävs det en mental förändring. Om en person har ett visst tankemönster som betyder att de tänker i samma banor i olika situationer kan det vara svårt att bryta. Om man är van att se motion som något jobbig, eller rökning som en njutning kan det vara svårt att ändra på dessa vanor. Det första förändringen börjar med att ändra på dessa automatiska tankar. Det kan vara svårt i början att tänka på ett annat sätt än som man har gjort kanske hela livet. Om man har gått i samma spår i flera år blir spåret djupare och svårare att kliva ur och lätt att ramla i när man har lyckats lämna det, till skillnad från ett nytt spår som ibland är svårt att se.

En bra teknik är visualisering. Idrottare använder detta för att göra de automatiska tankarna snabbare så att de reagerar snabbare när de utövar sin idrott. Man kan visualisera sig själv göra den nya vanan utan press att man måste göra det fysiskt innan man är redo. Det sägs ofta att man ska "leka med tanken" eller att man ska "fundera på saken". Detta gör att man vänjer sig vid tanken och trampar i tankespåret så att det blir lättare för varje gång. En tanke som kanske orsakade obehag tidigare blir lättare snabbare att vänja sig vid med tiden. De som röker kan börja med att tänka på hur det skulle kännas om de var icke-rökare, eller någon som är ovan vid fysisk aktivitet kan först tänka sig själv vara ute på en promenad eller hur det skulle kännas att ha uppnått målen. Man ska tanketräna varje dag, helst fler gånger tills det känns lättare att ta de första stegen i verkligheten.

Resan

Fysisk aktivitet
Ätande
Socialt stöd

Den *fysiska aktiviteten* ska vara baserad på personens önskemål och vara anpassad efter de begränsningar som finns. Nyckeln med fysisk aktivitet är att utöva den regelbundet, att det är trivsamt samt utmanande för kroppen. Nivån på utmaningen är beroende på personens utgångsläge och ska inte överstiga den personliga förmågan eller tron på förmågan att klara av det (insikt fyra). Ibland måste man arbeta med att först bygga upp vanan av att göra något regelbundet, även om nivån är för låg för att förvänta sig några fysiologiska förändringar, den mentala förändringen kommer ändå. När individen har vant sig vid att göra något regelbundet kan man öka utmaningsnivån.

Det ska vara minst 30 minuter per dag eller en timme varannan dag. Man kan även dela upp aktiviteten under en dag. Motion är ett sätt att ersätta det vi borde göra hela tiden, använda våra kroppar till det de är byggda för - en aktiv livsstil. Våra muskler och leder har utvecklats för att kunna utföra en mängd rörelser ofta. Vardagsmotion handlar om att utföra hela rörelsespektrumet regelbundet under dagen, med fysisk belastning.
Det är inte praktiskt för de flesta av oss att vara i rörelse hela dagen. Det är därför vi måste ersätta mycket av den dagliga fysiska aktiviteten med motion, eller med mer intensiva, kortare pass som kan utmana kroppen tillräckligt mycket.

Hur ofta man ska motionera beror på hur inaktiv eller begränsad man är i sitt rörelsespektrum, men minst tre gånger per vecka på medelintensitet är rekommenderat plus 30 minuter per dag på lägre nivå, som promenader. Först balanserar man aktiviteter som ger styrka och rörlighet, sedan fortsätter man med konditionsträning och specifik träning. På det sättet kan man vänja kroppens muskler och leder vid att bli belastade, vilket minskar risken för belastningsskador. Man ska tänka på att hålla hjärtat och lungorna i form för att minska risken att drabbas av cirkulationsrelaterade sjukdomar.

Kroppen är så fantastisk att den kan bygga om vissa delar för att anpassa sig efter krav i miljön. Men den vill inte ha en onödig mängd muskelmassa eller benvävnad att ta hand om. De fysiologiska förändringarna startar när kroppen får signaler om att det finns ett ökat behov av styrka, men om det ökade behovet inte finns längre anpassar sig kroppen åt andra hållet igen efter bara ett par dygn. Det är därför som man måste utmana kroppen minst tre gånger per vecka.

Styrka och *uthållighet* ökar man med helt olika metoder och det handlar om *frekvens* och *belastning*. Muskler är byggda av många små fibrer som är delade i grupper av olika storlekar. Varje grupp är en muskelgren och varje muskelgren är kopplad till en motor (neuron).

Vid ökat behov signalerar hjärnan till fler grenar tills tillräckligt många är med för att övervinna belastningen.

Desto fler muskelgrenar som hjärnan signalerar till, desto högre belastning kan övervinnas, det vill säga *styrka* byggs upp.

Om belastningen är hög tröttnar muskelgrenarna fortare. Om man utsätter musklerna för hög belastning regelbundet genom att till exempel lyfta hantlar varje dag sätter man igång en sakta men oundviklig process. Man visar kroppen att mer muskler behövs framöver, eftersom denna nya belastningsnivå kommer att fortsätta och därför måste kroppen "koppla upp" fler muskelgrenar för att öka muskelns *styrka*. Om belastningen är låg krävs det bara några få muskelgrenar och då ökar man inte styrka genom att signalera extra till dessa tidigare oanvända muskelgrenar. Men om man tvingar dessa få muskelgrenar att reagera snabbare och många gånger blir de mer effektiva att förbruka energi och syre samt att ta bort slaggprodukter och på så sätt tar det längre tid att tröttna, det vill säga det ger bättre *uthållighet*.

När man vill bygga *styrka* ska *belastningen* vara hög för att hjärnan ska signalera till så många muskelgrenar som möjligt, och *frekvensen* ska vara låg. Man kan göra en test genom att öka tyngden tills man inte orkar mer än 13 repetitioner med den tyngden. Det är *styrketräningsgränsen* för den övningen, och sedan ska man utföra mellan åtta till tio repetitioner med den vikten gånger tre med 30 sekunders vila mellan, alltså låg *frekvens* och hög *belastning*. När det känns lätt, öka *belastningen*.

När man vill förbättra *uthålligheten* ska *frekvensen* vara hög för att förbättra effektiviteten av de få muskelgrenarna och *belastningen* ska vara låg så att musklerna inte tröttnar för tidigt. *Uthållighet* mäter man i tid, inte i repetitioner, men efter 13 repetitioner börjar det att luta åt uthållighetsträning. Det är ändå bättre att mäta i tid, till exempel fem gånger tre minuter på sandsäcken med 30 sekunders vila mellan, eller armhävningar i 30 sekunders omgångar.

Konditionsutveckling handlar också om frekvens. Då ska man, om man inte tränar på elitnivå, öka pulsen till 60-80 procent av din maximala puls i 30-45 minuter minst tre gånger per vecka. För att exakt räkna ut maxpulsen måste man göra en konditionstest, men man kan också ta åldern från 220 för att få ett ungefärligt mått (en 20-åring har en maxpuls på 200 slag per minut). Men om pulsmätare saknas kan tempot ökas tills man svettas lätt och andningen blir snabb och djup men att man fortfarande kan prata. Ett bra sätt att börja på är att gå i tio minuter, jogga i två minuter, gå i tio minuter, jogga i två minuter, och så vidare. När det känns lätt, öka frekvensen till att gå i åtta minuter, jogga i fem minuter. Om det känns för tungt, minska frekvensen tills det känns bekvämt fast fortfarande utmanande.

När man börjar motionera är det viktig att öka intensiteten gradvis för att undvika skador. Om man skadar sig måste man sluta motionera ett tag. Det första man ska tänka på är att få en *balans* mellan styrka och rörlighet, eftersom det ofta är på grund av brister inom dessa områden som leder till belastningsskador. *Kom ihåg att "no pain, no gain" är en farlig myt, om det gör ont, sluta direkt och sök rådgivning.*

Det finns några basprinciper som man ska försöka komma ihåg. Vi kan använda oss av **K.R.A.F.T.**
En akronym som står för:

- ◎ **Kontroll**
- ◎ **Rörelseomfång**
- ◎ **Andning**
- ◎ **Frekvens**
- ◎ **Tyngd**

Med detta kan ni lätt hitta på övningar själv.

Det finns bara ett sätt att träna en muskel - att använda den.
Följ bara dessa råd för att minimera skaderisk samt få det mesta ur varje övning.

Kontroll!

Under vilken övning som helst måste man alltid ha kontroll över både kroppen och tyngden, inte tvärtom. Det är bättre att göra ett rätt än flera fel.
Om man till exempel behöver kasta ryggen bakåt för att lyfta med armarna är tyngden för hög, likaså skaderisken.

Hållning är en viktig del av kroppslig kontroll, och när man utför övningar är det extra viktigt, just för att minimera skaderisken - speciellt för ländryggen och nacken.

Viktiga punkter

- ◎ **Stabil bas** som en pyramid (bred botten)

- ◎ **Mjuka leder** så att musklerna bär tyngden, inte lederna

- ◎ **Jämn fördelad tyngd** över alla stödpunkter (armar, ben, stolar)

- ◎ **Tyngdpunkten** ska vara så nära mitten av basen som möjligt

Exempel: En armhävning	Händerna ska vara lite mer isär än i axelbredd i brösthöjd och armarna nästan raka (inte låsta). Nacken ska vara neutral och bekväm och ryggen rak. Böj armarna under kontroll och andas in tills näsan är strax över golvet. Tryck nu ifrån och andas ut genom munnen tills armarna är nästan raka. Om man börjar få ont ska man byta till en lättare variant.

Ett bra trick är att försöka räkna i tusental när du andas.
Detta hjälper dig att utföra övningen under kontroll, samt andas och hålla koll på hur många du gör.

Rörelse omfång	När man utför en övning är det viktigt att belasta muskeln genom hela sin längd, och det gör man genom att ta leden genom hela sitt rörelseomfång. Om man har svårt att göra detta för att muskeln inte orkar, då är tyngden för hög. Om man får ont eller om det känns som att leden låser, ska man sluta på en gång och söka råd.

Exempel:
Knäböjningar – stå med fötterna isär, lite mer än axelbredd (*mjuka leder*)
Böj på knäna **under kontroll** (*räkna*) tills du kommer så långt ner du kan. Ställ dig sedan upp igen **under kontroll**

Andning!

Alla muskler behöver syre medan de jobbar, om de inte får tillräckligt mycket bildas mjölksyra och då bli det svårt att fortsätta.

Andningen uppfyller tre huvudsyften:

1. Få in syre till kroppen
2. Blåsa ut koldioxid
3. Ge dig ett bra sätt att hålla rätt takt.

Andningen ökar för att musklerna behöver mer och mer syre vid ökande belastning. Om du börjar ha svårt att andas är takten eller tyngden för högt *Sakta ner, eller välj mindre belastning*

Det är bra att lära sig kontrollera andningen, och att koppla den till rörelsen.

Exempel: Om du är ute och går, koppla din andning till dina fotsteg.

Andas bekvämt och räkna hur många fotsteg du tar vid inandning, och utandning.

När man gör knäböjningar kan man andas in på vägen ner och ut på vägen upp.

Frekvens och tyngd.

Det beror på målet med övningen hur man använder **F** och **T** (belastningen) från en träningssynpunkt.

När det gäller säkerhet måste man också minimera risken för skador.

När man vill bygga styrka:

Om man orkar mer än 12 repetitioner av **hela rörelsen** är det för lätt.

Orkar man mindre en 6 repetitioner är det för tungt.

Om man vill bygga uthållighet ska man orka minst 12 repetitioner, helst kring 20.

En grupp repetitioner kallas för ett "set" och för att få den bästa effekten ska man göra minst 2 "sets" efter varandra med en liten paus på ca 30 sekunder emellan.

Varningssignaler
- Om man inte kan utföra hela rörelsen under kontroll.
- Andningen blir svår
- Smärta
- Balansen blir påverkad

Andra viktiga delar av fysisk aktivitet

Kondition — utmana hjärtat och andningen sammanlagt
minst 30 min per dag

Rörlighet — ta alla leder genom hela sitt rörelseomfång
flera gånger per dag.

Attityd — försök hitta något du trivs med så att det
hinner bli till en vana

Nivå — håll all fysisk aktivitet till en nivå som är
anpassad efter individens begränsningar (fysisk,
psykisk, miljö, ekonomisk, motivation)

Säkerhet — att minimera skaderisk är viktigast av allt och
man ska tänka på det före allt annat.

UTRUSTNING

De vanligaste, billigaste,
enklaste och de mest
allsidiga utrustningarna är:

Gummiband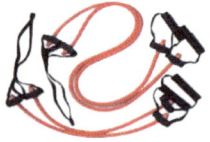

Hantlar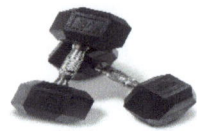

Motionsskor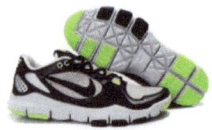

Ätande

Människor måste *äta* för att överleva men tyvärr är det ofta inte överlevnad som driver oss till att äta. Om man har problem med vikten och har viktminskning som ett av målen är det viktigt att ta kontroll över detta och skaffa sig kunskap om vad, hur och när man ska äta.

Som hjälp kan det vara bra att skriva ett matschema där man skriver vad och när man ska äta dag för dag. Som här:

	Måndag	Tisdag	Onsdag	Torsdag	Fredag	Lördag	Söndag
Frukost							
extra							
Lunch							
extra							
Middag							
extra							

Det är också bra att pausa när man känner sig sugen på att äta och fråga sig om det är fysisk eller emotionell hunger man känner.

Att skapa bra vanor och rutiner kring mat är viktigt för hälsan, inte bara när det gäller viktminskning. När man vet vad och hur mycket man behöver äta per dag kan man sprida ut det under dagen.

När det gäller själva ätandet behöver man tänka på tre saker:

När – 3-5 gånger per dag utspritt från frukost till middag (kanske en lätt kvälsfika).
Vad – En balans av olika matgrupper enligt tallriksmodellen och variation.
Hur mycket – **En** portion räcker på en vanlig tallrik (på bredden inte höjden).

Här är några beprövade tips som kan hjälpa:
Njut av varje tugga
Att fokusera på varje tugga kan hjälpa dig att öva "mindfull eating", som har visat sig skära ned på kaloriintaget. Med pauser mellan varje tugga kan du känna igen dina känslor av hunger och mättnad så att du har en chans att inse när du har fått nog, sedan stanna upp innan du diskar din tallrik för att inte ångra det senare. Äta i en avslappnad takt innebär också att du tuggar maten mer noggrant. Tills du är van, försök att lämna ett meddelande på middagsbordet. Ställ in en timer. Börja med att ta reda på hur snabbt du för närvarande äter dina måltider. Du kan bli förvånad av att se att frukost eller lunch vid datorn är över inom fem eller tio minuter. Arbeta sedan med att lägga tid till dina måltider, sikta på att varje måltid ska ta minst 20 minuter.

Använd mindre tallrikar och skålar
Forskning har visat att när människor använder stora skålar, tallrikar och bestick konsumerar de mer mat. Ät från mindre salladstallrikar och små skålar för daglig användning. Utan att ens inse det kommer du att äta mindre.

Dela upp din mat
Ät aldrig direkt från en påse eller ett paket, istället för att äta ur en chipspåse eller en stor skål med chips på en fest, fördela det i mindre behållare så att du vet exakt hur mycket du äter. Lägg sedan undan den stora påsen. Det är mycket mindre sannolikt att du äter för mycket, njut av en mindre del som du hällt upp själv och smaka på varje tugga.

Ät frukost

Folk säger att frukost är den viktigaste måltiden på dagen av goda skäl. Studier visar att människor som äter frukost har lägre BMI och förbrukar mer kalorier varje dag än människor som hoppar över frukosten helt och hållet. Att äta frukost är en del av en hälsosam livsstil och en viktig faktor i hälsosamt viktunderhåll. Många människor känner sig inte hungriga på morgonen eller gillar inte hur frukosten får dem att känna sig. Börja i liten skala. Du kan omskola din kropp att känna sig hungrig och äta frukost. Snart kommer du att undra hur du någonsin kunnat hoppa över frukosten.

Drick ett glas vatten innan måltiden eller annars ät en skål med soppa. På så sätt kommer du att känna dig mättare och även äta mindre.

Kroppsfett är nödvändigt för hälsan, som med allt annat man ska ha varken för mycket eller för lite.

Så här ska det se ut:

För kvinnor gäller följande intervall:

◎ 12–14 % svältgräns
◎ 14–18 % mycket mager
◎ 20–30 % normalt
◎ 30 %– fetma

För män gäller följande intervall:

◎ 2–4 % svältgräns
◎ 4–8 % mycket mager
◎ 12–24 % normalt
◎ 24 %– fetma

Män ska ha cirka 10 procentenheter mindre fett än kvinnor, eftersom deras kroppar är annorlunda byggda, de har mindre fettvävnad. För att ha full hälsa behövs för normala aktiva män minst 4 %.

Det är skadligt att ha för lite kroppsfett. Fett behövs bland annat för att tillverka vissa hormoner i kroppen. Utebliven mens kan till exempel bli följden av för hård bantning.

Det är också viktigt hur fettet fördelas.

På grund av hormoner samlar kvinnor oftast fettet under midjan och bli så kallade päronformad, medan män samlar det kring midjan och i buken som är farligare för hälsan.

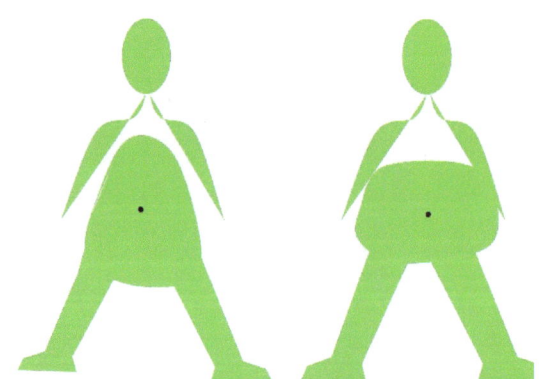

Näring delas upp i 6 delar
3 energigivande
◉ Fett
◉ Protein
◉ Kolhydrater
     och
3 icke energigivande.
◉ Vitaminer
◉ Mineraler
◉ Vatten

> Vitaminer är antingen vatten eller fettlösta.
>
> De finns mest i frukt och grönsaker och är livsviktiga. Brist på vitaminer kan leda till allvarliga konsekvenser för hälsan.
>
> Mineraler behövs i mindre mängder men är livsviktiga också.

Vi är 'programmerade' till att få en belöning när vi tar in de energigivande men tyvärr inte de andra 3.

Kroppen är byggd för att äta naturlig mat där vi får i oss vitaminer och mineraler genom att söka belöningen från frukt, kött och andra naturliga livsmedel, samt att vatten var den enda dryck som fanns.

Problemet är att i de moderna onaturliga livsmedlen är fokus hög på belöningen för att motivera folk att köpa på bekostnad av de andra tre viktiga näringsämnena.

Vissa vitaminer påverkas av olika tillagningsmetoder eller miljön medan andra är mer stabila. Ta hänsyn till detta när man lagar mat, C vitamin till exempel förstörs lätt vid vanlig matlagning.

Vitamin	Löst i vatten	Exponering till luft	Exponering för ljus	Exponering för värme
A	nej	delvis	delvis	relativt stabil
D	nej	nej	nej	nej
E	nej	nej	nej	nej
K	nej	nej	nej	nej
B1	ja	nej	okänd	>100c
B2	ja	nej	I lösning	nej
B3	ja	nej	nej	nej
Biotin	ja	okänd	okänd	nej
B5	ja	okänd	okänd	ja
B6	ja	okänd	När torrt	okänd
B9	ja	okänd	ja	ja
B12	ja	okänd	ja	nej
C	ja	ja	ja	ja

Näringsinformation på förpackningen kan se ut så här.

Energi uppdelade i två kolumner. Kal/100g och per portion. Väldigt lite information om vitaminer eller mineraler eftersom de flesta fokuserar på kalorier.

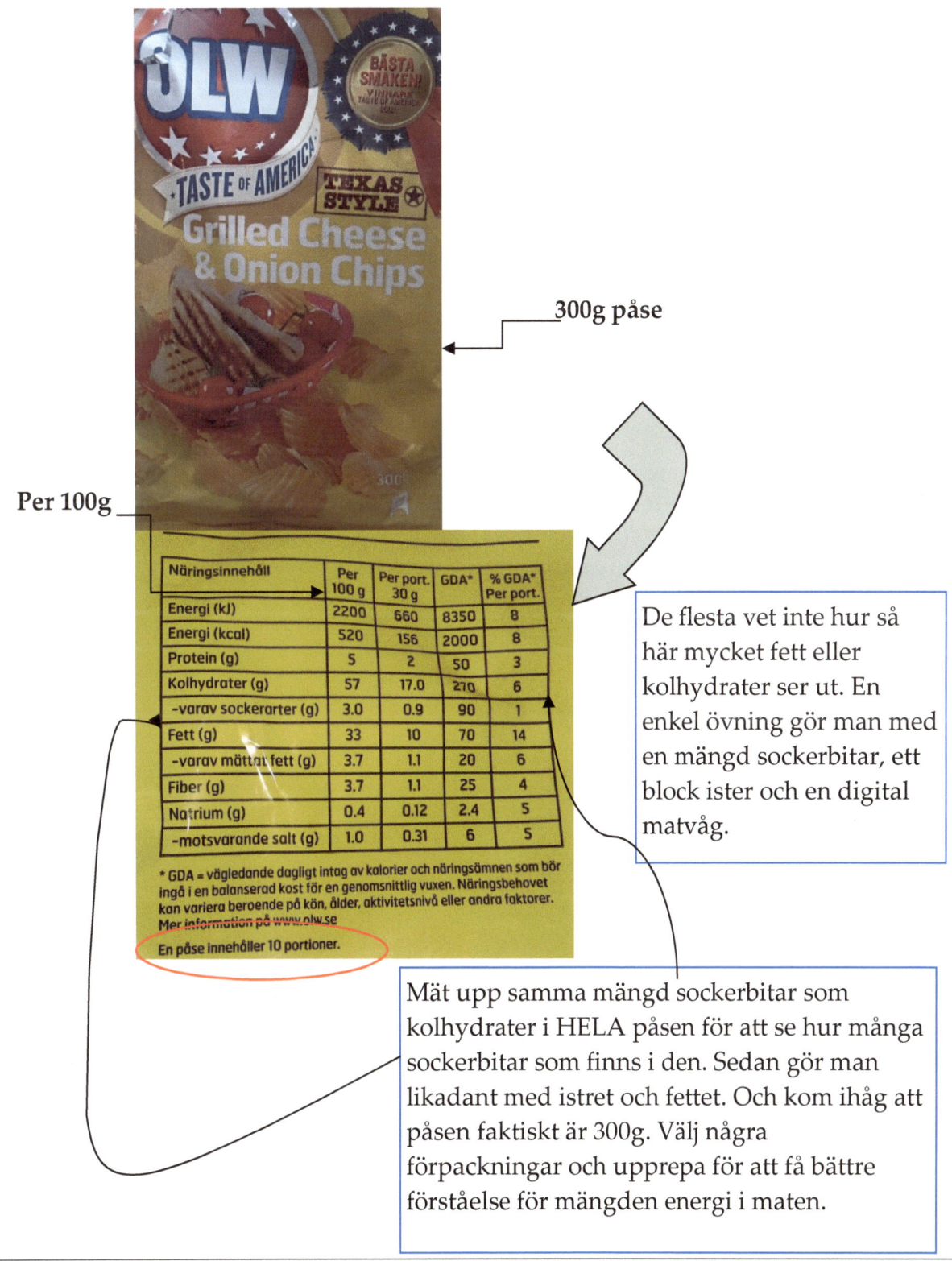

300g påse

Per 100g

Näringsinnehåll	Per 100 g	Per port. 30 g	GDA*	% GDA* Per port.
Energi (kJ)	2200	660	8350	8
Energi (kcal)	520	156	2000	8
Protein (g)	5	2	50	3
Kolhydrater (g)	57	17.0	270	6
-varav sockerarter (g)	3.0	0.9	90	1
Fett (g)	33	10	70	14
-varav mättat fett (g)	3.7	1.1	20	6
Fiber (g)	3.7	1.1	25	4
Natrium (g)	0.4	0.12	2.4	5
-motsvarande salt (g)	1.0	0.31	6	5

* GDA = vägledande dagligt intag av kalorier och näringsämnen som bör ingå i en balanserad kost för en genomsnittlig vuxen. Näringsbehovet kan variera beroende på kön, ålder, aktivitetsnivå eller andra faktorer. Mer information på www.olw.se

En påse innehåller 10 portioner.

De flesta vet inte hur så här mycket fett eller kolhydrater ser ut. En enkel övning gör man med en mängd sockerbitar, ett block ister och en digital matvåg.

Mät upp samma mängd sockerbitar som kolhydrater i HELA påsen för att se hur många sockerbitar som finns i den. Sedan gör man likadant med istret och fettet. Och kom ihåg att påsen faktiskt är 300g. Välj några förpackningar och upprepa för att få bättre förståelse för mängden energi i maten.

Viktiga saker att tänka på kring maten.

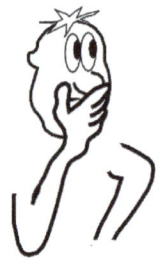

För många människor är mat eller att äta inte bara ett sätt att få näring i kroppen men en källa för trygghet och en stark vana kopplade till känslor. En för stor förändring kring maten på en gång kan orsaka en känsla av otrygghet och andra negativa känslor som kan leda till mer ätande eller andra negativa konsekvenser.

Ät _alltid_ innan man handlar mat...alltid alltid alltid.

Om man handlar när man har bråttom, är stressad, arg, ledsen, hungrig, full, orolig, trött eller styrd av vilken känsla som helst **ökar man risken** att handla mindre nyttigt.

Ta tid att läsa innehållsförteckningen, om den är för lång för att läsa är den förmodligen inte bra.

Handla från en lista som skrevs i lugn och ro hemma istället för att känna dig fram i affären.

Ta små hållbara steg istället för stora förändringar på en gång, då minimerar man chansen för återfall

Det kan vara svårt för en person som till exempel aldrig äter grönsaker att börja äta mycket grönsaker plötsligt till varje måltid. Börja istället med små, hållbara förändringar med mindre delmål. Till exempel ta lite grönsaker före eller efter maten som man gradvis öka på för att vänja sig.

Socialt stöd.

Grupptryck är en stark motivator och kan vara både bra och dåligt. När man börjar på denna resa är det inte säkert att de man har omkring sig vill följa med. Det är inte heller en självklarhet att de man har omkring sig tycker det är en bra idé med förändring och de kan till och med sabotera ett försök, oftast för deras egna behov.

Den sociala kretsen är en viktig del av en persons liv och ibland måste man se över om man blir hjälpt eller hindrad av dem som står närmast. Även om resan är individuell måste man kunna ta den utan att andra försöker göra den svår. Det kan då vara en bra idé att träffa nya personer som gör eller har gjort en liknande resa och som kan ge både positiv energi och en känsla av solidaritet. Det behövs stöd för att målen ska uppnås.

Ankomsten
Utvärdera
Stödja
Anpassa
Nya mål

När det gäller *utvärdering* ställer man frågor som:
Har vi nått målen?
Skulle vi kunna har gjort det enklare?
Vad har vi lärt oss inför eventuella nya resor?

Sedan kan man använda denna information i framtida försök plus när vi ska hjälpa andra. Det är viktigt att uppmuntra den nya vanan och att människor runt omkring är *stödjande* och positivt inställda till den nya livsstilen. Personens miljö ska *anpassas* så gott det går för att göra det enklare att fortsätta med det nya och för att göra det svårare att återgå till det gamla. När man känner sig redo, om det behövs och om det är realistiskt, kan *nya mål* sättas upp och en ny resa påbörjas.

Boktips

Hälsa och ett liv i balans
Moa Johansson, Elin Fagernäs, Kristin Öhman et al.
I boken beskrivs modellen med hälsokurser, personlig coachning och diplomering i hälsa samt de bakomliggande teorierna.
Den ger en inblick i aktuell forskning samt i konsekvenserna av kognitiv funktionsnedsättning, stigmatisering, diskriminering och hur hälsocoachen och personal kan möta dessa utmaningar i ett hälsofrämjande arbete.
Det finns även kapitel som berör sekretess, etik, organisation och utvärdering.

Motivation för motion
Johan Faskunger
En handbok för hälsovägledning steg för steg som beskriver på ett enkelt sätt ett effektivt tillvägagångssätt för att uppmuntra och hjälpa människor att starta och upprätthålla regelbundna motionsvanor, samt hur beteendeförändring kan underlättas.

Den hemlige kocken : det okända fusket med maten på din tallrik
Mats-Eric Nilsson
varje dag kommer det ut mer än en ny kokbok i Sverige. Utgivningen dignar av sensuella citroner, underbara olivoljor och den senaste hälsometoden. Men vad händer med livsmedlen innan de kommer in i våra kök? Såväl till vardags som till fest sätter vi aningslöst i oss mängder av tillsatser och substitut, lurade av reklamens budskap om hemlagat och hälsosamt.

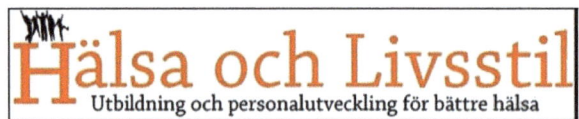

www.halsalivsstil.se